掌握健康钥匙

好习惯与你相伴

中国工程院院士
中华预防医学会会长
原卫生部副部长
王陇德／著

人民卫生出版社

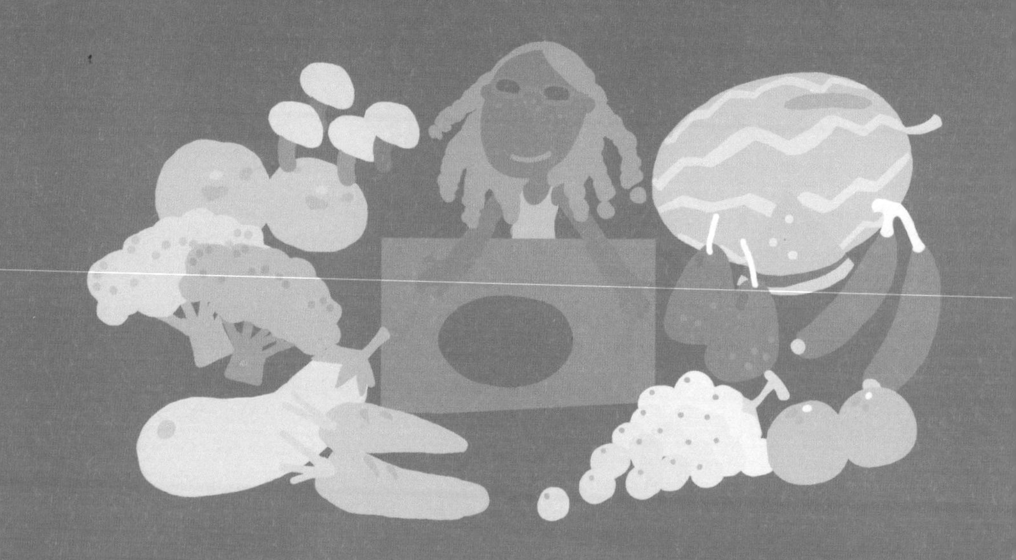

前言

随着社会、经济的快速发展，我国国民生活水平的大幅度提高，健康已成为大多数国民的第一需求。党中央审时度势，在党的十八届五中全会上制定了建设健康中国的宏伟战略。2016 年 8 月，中央和国务院又召开了新中国成立以来第一次全国卫生与健康大会，明确了“把人民健康放在优先发展的战略地位，将健康融入所有政策，要从以治病为中心转向以人民健康为中心，最大程度减少人群患病”的新时期卫生与健康工作原则、方针与目标。这些决策显示，卫生与健康工作发展的最佳机遇已经到来，令我们格外振奋。

当前，影响健康中国建设的最大问题是国民健康素养缺乏，引致了重大慢性病的广泛流行，造成了很大的疾病负担，阻碍了社会、经济的可持续发展。我国国民的重大慢性病不但高发，而且年轻化的趋势十分明显，严重影响了劳动力人群的健康。我在中央电视台“开讲啦”节目中举了一位 31 岁年轻人的例子。他由于多年血压控制不好，突然“中风”，经 3 个多月的抢救，未能挽回生命。他走了，更为严重的问题是他扔下了一个仅 10 个月大的孩子。这孩子还未满周岁就没了亲生父亲，这将对他的一生产生极为严重的负面影响。当时我说，我们的身体不仅是我们自己的，我们对子女有责任，对父母有责任，对社会有责任，所以，我们有责任让自己健康。这句话后来在网络上广为流传，引发了较大的社会反响。

习总书记在全国卫生与健康大会上明确指出："提高人民健康素养是提高全民健康水平最根本、最经济、最有效的措施之一。"健康素养包括健康理念、健康知识与技能。要提升健康素养，首先得普及健康知识。习总书记还强调："要多用人民群众听得到、听得懂、听得进的途径和方法普及健康知识和技能，让健康知识植入人心，引导人们树立健康意识，养成良好的行为和方式，以降低或消除影响健康的危险因素。"本书正是遵循这些教导，力争把专业的健康知识转化为群众易于听懂、读懂，能够接受，便于直接操作，转化为自身行动。本书还在前 3 版的基础上更新了部分数据，增添了健康领域国际研究的最新成果。

希望本书的再度出版，能为国民健康水平的提高和健康中国建设添砖加瓦。

王陇德

2017 年 4 月

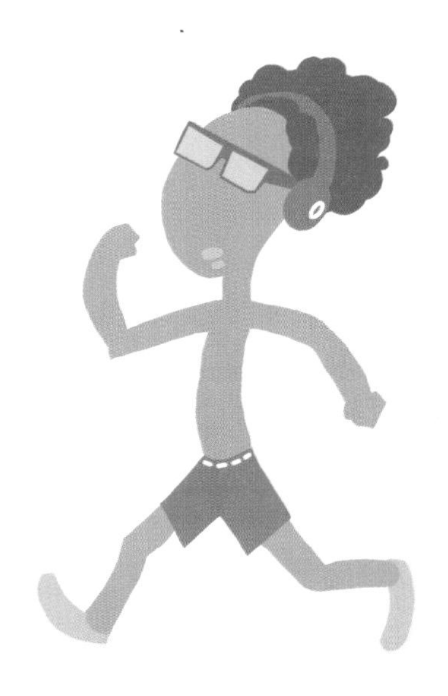

目录

5. 吃动两平衡 / 067

6. 更多健康好习惯 / 085

健康生活方式

A

“预防为主”是卫生工作方针的重要内容

要促进健康，首先要做好疾病的预防。20 世纪 90 年代前，中国的疾病预防工作主要以传染病预防为主。现在既要重视传染病预防，也要重视慢性病预防。

*

预防比治疗更好

受当今医疗技术水平的限制，目前冠心病、高血压、糖尿病等慢性病尚无法治愈，只能缓解症状，因此，对付这些疾病仍然必须采取预防为主的方针。国际糖尿病联盟（IDF）主席 Albeti 教授 2003 年在巴黎举行的 IDF 会议开幕式上的讲演中指出："预防比治疗更好。"并大声疾呼："预防、预防、预防！"因此，做好健康促进工作，把预防知识教给群众，及早改变不良生活习惯，对预防大部分慢性病的发生十分重要。

据相关研究，采取健康的生活方式可防止 80%的冠心病、80%的 2 型（即非胰岛素依赖型）糖尿病、55%的高血压和 40%的肿瘤。

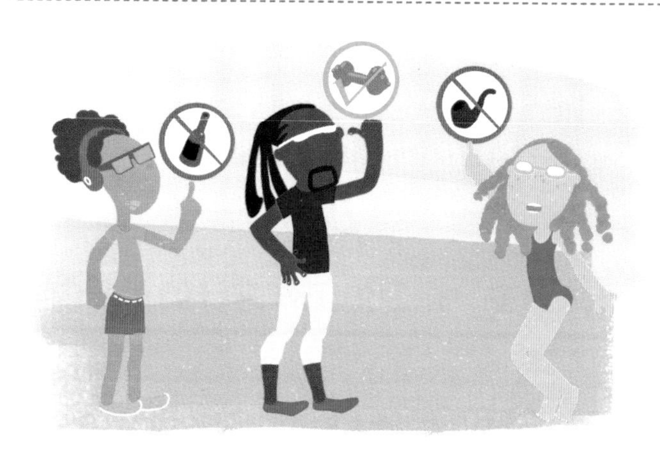

*

慢性病的三级预防是关键

慢性病的预防包括一级（病因）预防、二级（发病）预防及三级（伤残）预防。病因预防包括戒烟、限酒、合理膳食、适量运动等；发病预防包括改变不良生活习惯、控制糖耐量低减、降同型半胱氨酸、降血脂、控制血压、实施颈动脉内膜剥脱术等；伤残预防中除生活习惯调整外，还包括了较多的医疗措施，如脑静脉、动脉溶栓与取栓。

知识链接

脑卒中与颈动脉内膜剥脱术

脑卒中发生的一个主要病因是动脉粥样硬化。在动脉硬化的病程中，动脉管壁上可形成沉积斑块，特别是颈动脉分叉处易形成斑块。斑块使颈动脉狭窄达 70% 以上时，可能出现短暂性脑缺血发作，如突发的一侧面部或肢体的麻木或无力，视力模糊或失明，说话或理解语言困难或失语，不明原因的头晕、走路不稳。这些症状一般持续 5 ~ 15 分钟。同时，70% 以上的狭窄也可能引致脑卒中。另外，部分斑块脱落形成栓子，栓子随血流进入脑血管并堵塞某支血管，也可引致卒中。这种栓子来源于头颅以外部分的占 75%，其中来源于颈动脉分叉处的占 90%。此处的斑块大，较脆，容易脱落。数十年来，国际上已经研究、发展了解决由于颈动脉斑块造成的高度狭窄的治疗方法。颈动脉内膜剥脱术就是用手术的方法去掉颈动脉内的沉积斑块。在美国，随着此种手术的例数上升，脑卒中的死亡率明显下降。

专家提示

血压降至 139/83 毫米汞柱者，主要心、脑血管事件危险性降低最明显。

*

亚健康状态

国内外研究表明，当前完全符合健康标准者仅占人群的 15%，亚健康人群约占 70%，处于多种疾病状态的人口占 15%左右。

*

关注亚健康状态是保持健康的关键

应该说，疾病发生、发展的过程也遵循由量变到质变的规律。在身体没有表现出症状或体征前，体内已发生了许多病理变化。有关研究机构已研制出检查一些亚健康状态的设备。这些检查不但能早期发现人体内部的异常变化，而且能让被检查者自己直观地看到这些变化，从而对健康行为的形成有很大的促进作用。

B 世界卫生组织关于健康的概念

专家提示

健康新概念：健康不仅仅是没有疾病或不虚弱，而是躯体、精神和社会适应的完好状态。

以前人们普遍认为，不得病就是健康。现在世界卫生组织对健康作了全新的定义。世界卫生组织宪章对健康的定义是：“健康不仅仅是没有疾病或不虚弱，而是躯体、精神和社会适应的完好状态。”我们必须争取使每个人都能达到这样一种状态。

C 有体育锻炼，有健康

在远古时代，世界医学之父希波克拉底就曾经说过：“阳光、空气、

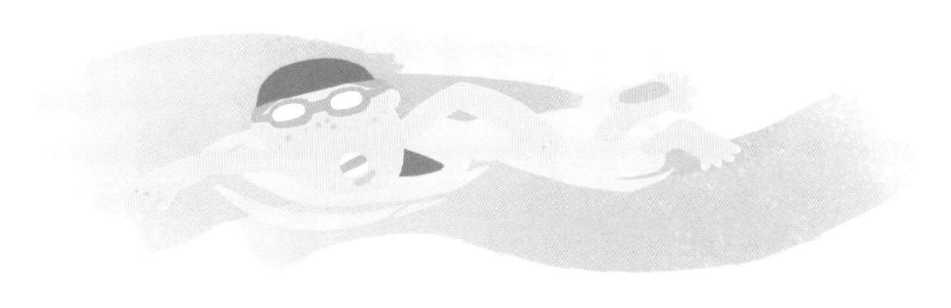

水和运动，是生命和健康的源泉。”

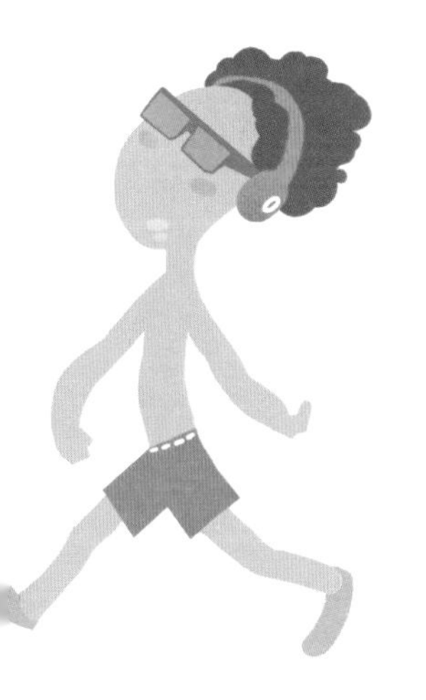

现代社会，越来越多的人青睐体育锻炼。许多国家和国际组织已把体育锻炼作为保健的重要内容之一，向社会和群众提倡和宣传。

*

运动是良医，体育锻炼是健康的源泉

那么，体育锻炼到底对身体健康有什么作用呢？这里我们简要列举一些它的好处：

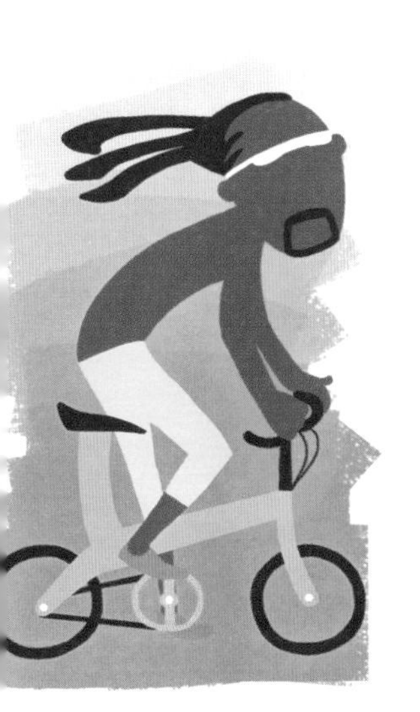

1. 降血脂　体育锻炼可使防止动脉硬化的蛋白（高密度脂蛋白）增加，加重动脉硬化的蛋白（低密度脂蛋白）减少，防止动脉硬化，预防冠心病。

2. 增粗肌纤维　体育锻炼可使肌纤维增粗，从而增加肌肉细胞膜上能与胰岛素结合的靶位点（胰岛素受体）的数量，并提高受体的亲和力，减少胰岛素抵抗，预防和减轻糖尿病。

3. 增加成骨细胞活性　体育锻炼能增加成骨细胞活性，调节钙平衡，使骨形成增加，改善骨质疏松。

另外，锻炼还可以起到加强心肺功能；提高平衡能力；降低部分肿瘤（如大肠癌、乳腺癌、前列腺癌）的发生率；提高免疫系统功能（因为深呼吸造成胸腔负压，从而加快淋巴液循环，增强身体抗病能力）；镇痛、改善情绪、减少抑郁和焦虑的作用（脑内内啡肽分泌增加，其镇痛作用比吗啡强 200 倍）。

新近国际上对体育锻炼作用的研究结果更令人鼓舞。医学界原来认为已发生的慢性病变（如脂肪肝、动脉硬化等）是不可逆的。而近期的研究证明，适量的锻炼可使冠状动脉内沉积的斑块减小或消退。

*

冠心病患者的运动对比研究

德国海德堡大学医院心脏病研究所 Hambrecht 等人做了一项冠心病患者的运动干预试验研究。他们把在该医院就诊的冠心病患者随机分为两组，一组加大其运动量，另一组维持原生活习惯作为对照。干预

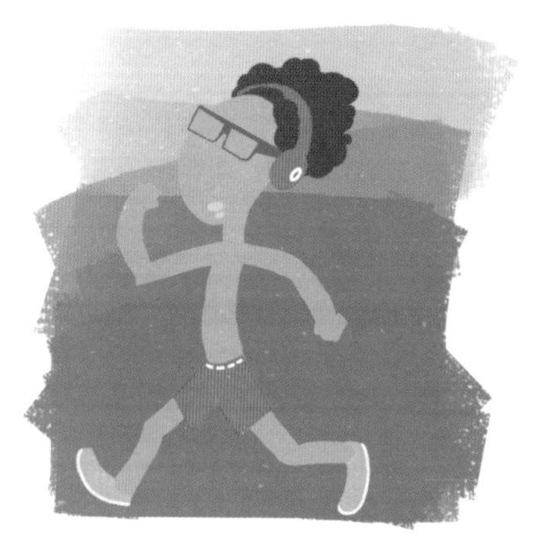

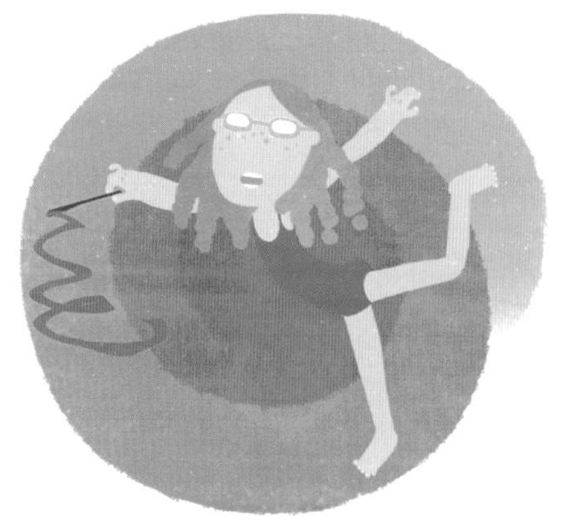

组每天做室内蹬车运动 1 小时（分 6 次，每次 10 分钟），另每周做 2 次运动训练，每次半小时，包括慢跑、体操和球赛。干预组和对照组运动量差别相当于每天多跑 2200 米。

研究开始前和 1 年后分别作冠状动脉造影，比较狭窄程度的变化。结果发现，运动干预组动脉内斑块有消退者明显多于对照组，而对照组中斑块加重者明显多于干预组。两组综合分析表明，每周运动消耗少于 1600 千卡（1 千卡 = 4.184 千焦）者，病变无变化或加重。而斑块减小或消退者的每周运动量均在 2200 千卡左右。这个运动量相当于每天快走 1 小时或慢跑 45 分钟。《美国心脏病学杂志》已发表了他们的研究成果，见表 1。

表 1 · Hambrecht 等的冠心病患者运动对比研究结果

	1 年后斑块有消退者比例	1 年后斑块加重者比例
干预组（每周运动消耗 1876 千卡 ±163 千卡）	28%	10%
对照组（每周运动消耗 1187 千卡 ±97 千卡）	6%	45%

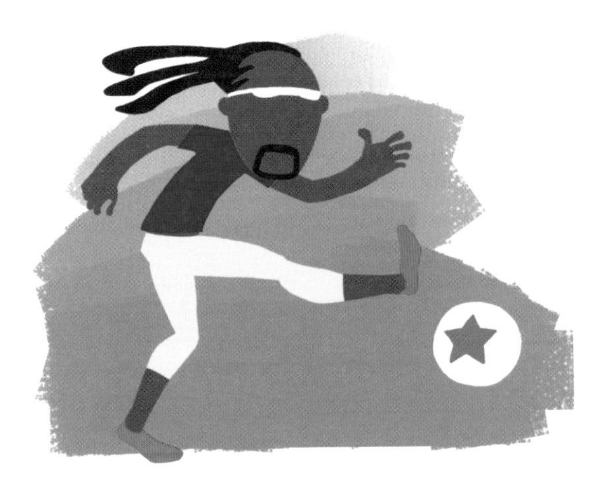

两组综合分析：病变加重者每周运动消耗（1022±142）千卡；
病变无变化者每周运动消耗（1533±122）千卡；
病变减轻者每周运动消耗（2204±237）千卡。

另外一些研究也表明，健身锻炼的运动量（而不是竞技体育训练的运动量）与死亡率的高低关系密切。

万名哈佛校友 16 年追踪研究结果表明，每周运动量大于或等于 3500 千卡者的死亡率仅为每周运动量小于 500 千卡者的 50%。

美国铁路职工 20 年追踪观察显示，运动量为每周 40 千卡者的冠心病死亡率比每周 3600 千卡者高 39%。

世界卫生组织研究表明，缺乏锻炼已成为全球第四大死亡风险因素（仅次于高血压、烟草使用和高血糖）。据估算，目前全球因缺乏锻炼致死人数高达年均 320 万，比 2002 年的 190 万增长 68.4%；约 21%~25% 的乳腺癌和直肠癌、27% 的糖尿病和 30% 的缺血性心脏病可归因于缺乏身体活动。

D 维多利亚宣言：合理膳食、适量运动、戒烟限酒、心理平衡

国际上就如何维护健康问题在维多利亚开会研究，会后发表的宣言中提出了健康四大基石——合理膳食、适量运动、戒烟限酒、心理平衡。这是非常精辟的健康生活行为的总结。

另外，笔者认为还应该加上“充足睡眠”4 个字。因为睡眠对健康的意义也非常重要，而此点常被人们忽视。在睡眠中，人体的免疫细胞

大量再生，所以睡眠不足会极大地影响机体的免疫功能。

有些人整夜打游戏、看视频，其实他们不清楚，这是在毁坏他们自身的免疫系统。当然睡眠也不是越多越好，每天睡眠 7 ~ 8 小时的人群，死亡率最低。

健康的基础：合理膳食、适量运动、戒烟限酒、心理平衡、充足睡眠。

当前，吸烟的严重危害已被科学界所公认。如吸烟是引致肺癌的主要因素之一，吸烟还是高血压、冠心病、老年性慢性支气管炎的主要致病因素之一。吸烟不但危害吸烟者自身的健康，还会对其家属、亲友或同事，特别是对婴幼儿和儿童造成严重危害。

大量饮酒有害健康，可造成急性酒精中毒或慢性酒精性肝硬化。每天平均饮用 150 克以上低度白酒的人群比少于 50 克的人群患高血压的

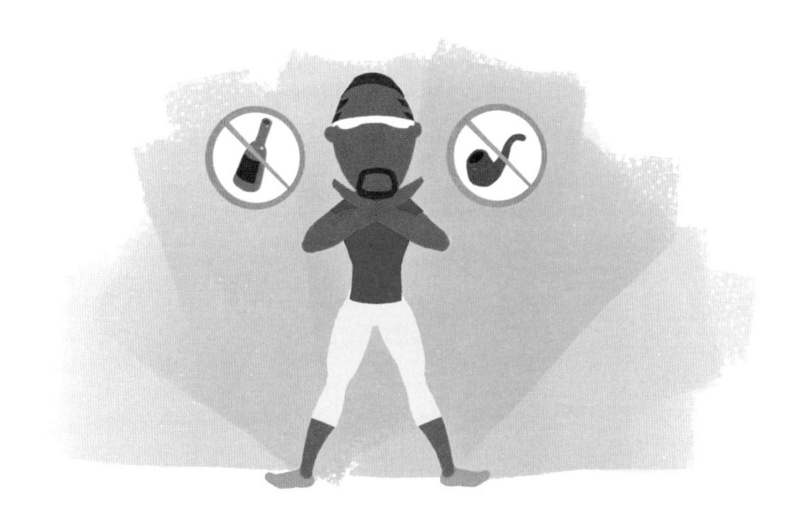

危险度增加 77%、糖尿病增加 33%、高胆固醇增加 136%、高甘油三酯增加 56%。但少量饮酒，一般 15 度的葡萄酒每日不超过 3 两，白酒每日不超过 1 两，对中老年人有一定好处。因此，健康行为被明确为“戒烟限酒”。

心理平衡就是要做到心气平和，平时把名利、地位、职务等看淡一些，顺其自然，不要刻意追求，这样才会没有烦恼。但也不能对一切事都无所谓，马马虎虎。每个人对自己分内的工作一定要兢兢业业，恪尽职守。中国有句俗话讲得好：“三百六十行，行行出状元。”只有认真钻研自己的工作，你才会觉得活得“充实”。对生活的安排，要尽可能从不规律中找出规律，合理安排健康的娱乐活动。自古道，“文武之道，有张有弛”。这样，你才会觉得过得“潇洒”。有些人却不是这样对待日常生活的，总是这也不顺心，那也不高兴，经常爱生气。须知生气会使肾上腺皮质激素分泌增多，抑制身体的免疫功能，给疾病的发生提供机会。

专家提示

现代医学研究表明，使人心情愉悦的活动可提高人的免疫力。

美国南加州大学的研究人员对教堂唱诗班的成员进行研究，测定他们血液内一种叫 IgA 的免疫球蛋白的含量。研究发现，一次排练后，该人群的这种球蛋白的含量提高了 150%，一次正式演出后提高了 240%。提高免疫力，要多参加此类活动。

适量运动能显著提高身体各方面的功能。但有人说，工作、学习都很忙，没时间锻炼。其实清华大学早在 20 世纪 50 年代就提出了“8-1 > 8”的观点。中国有句俗话叫“磨刀不误砍柴工”，就是这个道理。

每天抽出半小时到 1 小时锻炼，锻炼后工作效率可明显提高，完全可以把损失的时间补回来。另外，还可以一边看电视一边锻炼，上下班步行等。

伟大的文学家鲁迅曾经说过："时间就像海绵里的水一样，只要你愿意挤，总还是有的。"其实并不是挤不出时间，就是看你是否认识到了锻炼对保证健康的重要性。有位美国健身教练说过这样一句话，就是"你任何时候也不要给自己找不锻炼的借口"。

*

生命的长度与质量

随着人民生活水平的提高，健康状况的改善，人均寿命明显延长。但还应注重健康的存活时间，也就是要注重生命的质量（quality of life）。2007 年的一项调查显示，60 岁以上老人残疾率为 24%。这是一个非常严重的问题。很多老年患者瘫在床上（绝大多数老人瘫痪是由慢性病引起），本人痛苦，家庭和社会承受着巨大负担。这种生命的延长可以说无任何意义。我相信，没有一个人愿意自己在老年时处于这样一种悲惨状态。

把身体健康比做 1，其他如智商、学识、技能、财产、地位等比做 0。有了前面的 1，后边 0 越多意义越大。没有前边的 1，后边再多的 0 也没有意义。

2

识破常见保健误区

当前，许多人已认识到饮食和锻炼对自身健康有非常重要的意义。不少人也已采取了很多办法，来让自己更加健康。但由于以往的科学保健知识宣传不够，人们一般是自发地采取保健行为，部分人进入了保健误区，使得所付出的努力事与愿违，有些甚至得不偿失。因此，要取得较好的保健效果，首先必须纠正当前保健中的常见误区。下面让我们对10 种常见保健误区进行分析，并说明其错误的原因。

误区之一
鸡蛋内含有大量胆固醇，影响身体健康

血液内胆固醇含量过高是动脉粥样硬化的危险因素。人们对这点了解较多，但对胆固醇是维持人体生命活动的必需物质又缺乏了解，

所以出现了这样那样的行为误区。因此，对胆固醇应有全面、正确的认识。

*

胆固醇的生理作用与吸收

人体每天都有大量的细胞死亡和新生。以血液中红细胞为例，成人体内约有 25 万亿个红细胞，每天更新 0.8%，即每天有 2 千亿个红细胞要死亡、重生。组成这些新生红细胞的细胞膜需要一定量的胆固醇。胆固醇是生物膜（细胞膜、神经鞘膜等）的重要组成部分，是合成肾上腺素、性激素的主要原料，并参与维生素 D 的合成。因此，胆固醇具有十分重要的生理作用。正常成人每日约需 1.1 克胆固醇才能满足上述功能的需要。

要防止膳食中胆固醇的过量吸收，主要应控制膳食中脂肪的含量，少进食脂肪含量高的食物。

胆固醇的来源分为内源、外源两种。血液内的胆固醇水平主要取决于肝脏的合成。外源胆固醇的吸收和内源的合成具有互相制约作用，这是机体的自身调节机制。同位素标记实验表明，摄入胆固醇少于 450 毫克时，吸收率为 50%，吸收率随摄入量的升高而递减。食物中胆固醇的吸收率主要和膳食中的脂肪含量密切相关。脂肪含量高，则胆固醇吸收多；膳食中如无脂肪，胆固醇则几乎不吸收。因此，要防止膳食中胆固醇的过量吸收，主要应控制膳食中脂肪的含量，少进食脂肪含量高的食物。当然，膳食中的脂肪含量也不能过低，过低也会影响健康。一个重要的原因是，许多维生素是脂溶性的，如维生素 A、E、D、K 等。膳食中脂肪含量过低，会影响维生素的吸收、利用。

*

不同肉类所含脂肪量的比较

为方便大家掌握，表 2 列出了常食用肉类的脂肪含量比例，供大家参考。

表 2 · 常食用肉类的脂肪含量

肉类	脂肪含量（%）	肉类	脂肪含量（%）
猪肉	40	牛肉	13
鸭肉	30	鱼肉	7
羊肉	16	兔肉	2
鸡肉	14	虾肉	2

正常情况下，对于膳食中胆固醇的含量不要限制过严。目前，国内外普遍认为，正常人每日胆固醇的摄入量以不超过 300 毫克为宜；低密度脂蛋白高和糖尿病、心血管病患者每日摄入量不超过 200 毫克。

*

鸡蛋对人体健康作用的分析与建议

鸡蛋内虽然胆固醇的含量较高（一个鸡蛋内含胆固醇约 300 毫克），

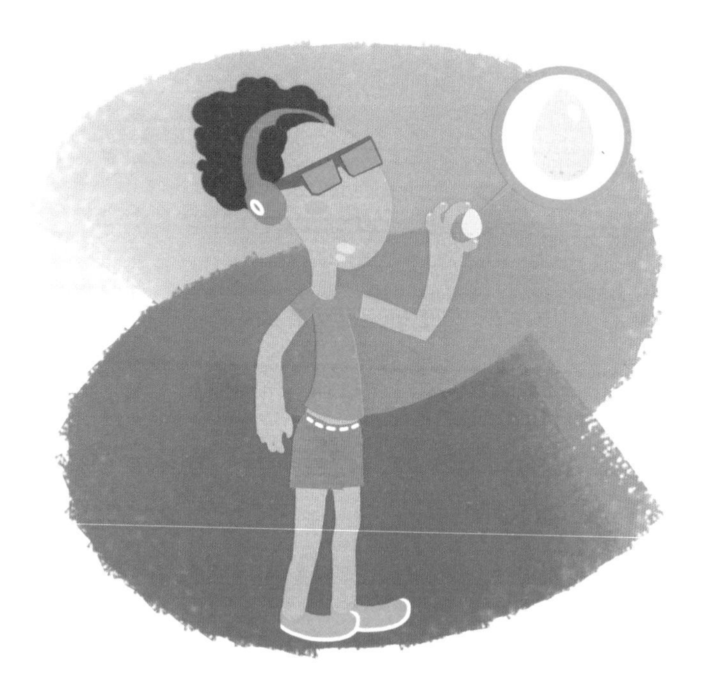

但它也含有许多人体必需的营养成分，如优质蛋白、多种维生素、矿物质，还含有具有重要生理功能的卵磷脂。卵磷脂内含有合成神经活动传递物质的原料，对维持记忆力、思维和分析能力有重要作用，而这些重要的能力恰恰是工作中非常关键的。以上重要成分，绝大部分都存在于蛋黄内（表 3）。例如，100 克蛋黄内含钙 112 毫克、磷 240 毫克、维生素 A 438 微克，而 100 克蛋清内仅含钙 9 毫克、磷 18 毫克，不含维生素 A。因此，不吃鸡蛋或只吃蛋清不吃蛋黄的做法是“因噎废食”，不利于身体健康。

表 3 · 100 克蛋黄、蛋清中的营养素含量比较

营养素	含量（毫克）	
	蛋黄	蛋清
钙	112	9
磷	240	18
铁	6.5	1.6
硒	27.1	6.97
铜	0.28	0.05
维生素 E	5.06	0.01
维生素 A	438（微克）	—
钾	95	132
钠	54.9	79.4

专家提示

建议正常人每天吃 1 个鸡蛋；低密度脂蛋白高以及糖尿病、心血管病患者每两天吃 1 个鸡蛋比较合适。

误区之二
水果是零食，可吃可不吃

*

进食水果对健康作用的分析

水果含有人体必需而又不能自身合成的矿物质，具有强抗氧化作用、防止细胞衰老的维生素，可以明显降低血液中胆固醇浓度的可溶性

纤维——果胶等，对人体健康十分有益。但中国人特别是男性，经常吃水果的比例很低。

美国进行的一项10年追踪研究（分析了美国100万人）资料显示，不吃或很少吃水果的人群，肺癌死亡率为经常吃水果人群的1.75倍。而且从45～74岁的每个5岁年龄组均出现类似的结果，说明这种因果关系非常可靠（表4）。

表4 · 进食水果与肺癌死亡的危险度

年龄组（岁）	不同进食水果情况的肺癌死亡相对危险度（死亡率比）		
	5～7天/周	3～4天/周	0～2天/周
45～49	1.00	1.12	1.75
50～54	1.00	1.34	2.16
55～59	1.00	1.16	1.68
60～64	1.00	1.32	1.73
65～69	1.00	1.18	1.74
70～74	1.00	1.17	1.35
合计	1.00	1.23	1.75

注：美国癌症协会对100万人前瞻观察10年的研究结果

*

水果是每日膳食的重要组成部分，绝不是可有可无的东西

美国有句谚语：“一天一个苹果，不用看医生（An apple a day，keep the doctor away）。”说明他们很早就总结出了水果对

疾病的预防作用。

世界卫生组织近年来提出了“天天五蔬果”(Five per Day)的口号。其含义是，为保障健康，最好每天吃够 5 种蔬菜和水果。

知识链接

近年来美国哈佛大学的一些研究表明，多进食水果和蔬菜还可降低脑中风和冠心病的发病危险。

哈佛大学公共卫生学院流行病学系的 Ding EL 和 Mozaffarian D 综合分析了从 1979 年到 2004 年有关中风与食物因素关系的 121 篇实验、观察和临床研究论文，发现低盐、高钾的水果和蔬菜、全麦食物、谷类纤维素和鱼类食物可降低中风的发生率。

哈佛医学院预防医学部的 LIU S 和 Manson JE 等人通过对 39 876 名职业女性 5 年追踪观察研究资料的分析，发现每日进食水果和蔬菜多的人，冠心病发病少，危险度的降低可达 39%。

哈佛大学公共卫生学院流行病学系的 Joskipura KJ 和 Ascherio A 等人分析了 75 596 名 34 ~ 59 岁妇女 14 年和 38 683 名 40 ~ 75 岁男性 8 年追踪观察研究资料，发现多进食水果和蔬菜可降低缺血性中风的发病率，危险度降低可达 31%。

哈佛医学院预防医学部的 Cillman MW 和 Cupples LA 等人分析了对 832 位 45 ~ 65 岁男性追踪观察研究 20 年的资料，发现多进食水果和蔬菜可降低中风的危险 26%。

*

服用维生素对健康作用的研究

到底是水果中的什么成分起到了上述对疾病的预防作用呢？是不是维生素？服用市售维生素制剂是否可起到相同作用？进一步对肺癌死亡与服用维生素制剂的关系分析结果发现，经常服用维生素并不能起到类似的保护作用（表 5）。再专门分析重度吸烟者肺癌死亡率与进食水果和服用维生素制剂的关系，发现水果仍然能起到保护作用，而维生素却没有（表6）。该分析研究的结论是：人工合成的维生素不能替代水果对肺癌死亡的预防作用。后来的一些研究也得出了同样的结论。

表5 · 肺癌死亡与进食水果和服用维生素制剂的关系

水果（天/周）	维生素	死亡率比
5～7	不服用	1.00
5～7	服用	1.10
3或4	不服用	1.27
3或4	服用	1.22
0～2	不服用	1.80
0～2	服用	1.91

表6 · 重度吸烟者肺癌死亡与进食水果和服用维生素制剂的关系

水果（天/周）	维生素	死亡率比
5～7	不服用	1.00
5～7	服用	1.02
3或4	不服用	1.09
3或4	服用	1.06
0～2	不服用	1.47
0～2	服用	1.52

芬兰卫生部20世纪90年代对2.9万人进行了8年随机对照观察。一组每日服用维生素A的前体——β－胡萝卜素和维生素E，另一组作为对照。结果服用组患癌人数比对照组高18%，患冠心病、死于冠

心病比例高 50%。

2002 年 7 月英国牛津大学在《柳叶刀》（The Lancet）杂志上公布了一项研究成果。他们对 2 万多高危人群（患冠心病、动脉栓塞和糖尿病者）进行抗氧化维生素（维生素 C、维生素 E、β－胡萝卜素）作用的随机对照研究，跟踪研究对象 5 年。结果证明：这 3 种维生素制剂对研究对象的全死因死亡率、心肌梗死发病率、冠心病死亡率、非致死中风发病率、中风死亡率、肿瘤发病率和死亡率的降低无任何作用（表 7）。

表 7 · 抗氧化维生素制剂对慢性病预防作用研究*

指标	干预组（维生素）+	对照组（安慰剂）
全死因死亡率	14.1%（1446）	13.5%（1389）
心肌梗死发病率	4.5%（464）	4.5%（467）
冠心病死亡率	6.5%（664）	6.1%（630）
非致死中风发病率	4.2%（430）	4.2%（435）
中风死亡率	1.1%（108）	1.0%（107）
肿瘤发病率	7.8%（800）	8.0%（817）
肿瘤死亡率	3.5%（359）	3.4%（345）

* 英国牛津大学心脏保护研究协作组对 2 万多人为期 5 年的干预研究

\+ 干预组每天服 1 粒维生素增补剂（包括维生素 E 600 毫克、维生素 C 250 毫克、β－胡萝卜素 20 毫克）

括号内为发病或死亡人数

对此，营养免疫学专家的解释是：天然植物中的维生素并不是单独起作用，而是与其他维生素和营养素相互联合发挥作用。一种维生素补充得过多或不足，均会影响和削弱其他营养素或维生素的作用。由于化学合成的维生素是与其他维生素和营养素分离的，复方的各成分间的比例也与天然的不尽相同，所以它们不能产生与天然物质中所含的维生素一样的功效。有些国外的专家把这种现象戏称为“人造的不如神造的”。另外，蔬菜和水果中还可能含有某些尚未被人类认识的生理活性物质。目前，天然食物的抗氧化作用已成为一个重要的研究领域，各国营养学家正在对其进行研究开发。研究已证实，有些蔬菜和水果具强抗氧化作用，如大蒜、胡萝卜、柿子椒、柑橘、猕猴桃等，能提高体内超氧化物歧化酶（SOD）的活性，发挥延缓衰老的作用。

实际上，只要消化吸收功能正常，合理进食一般不会存在维生素缺乏问题，不必另行补充，注重从日常食物中摄取必需的维生素才是正确的做法。

综上所述，在日常生活中，水果应作为每日膳食的重要组成部分，绝不是可有可无的东西。对一般人群来说，维生素制剂绝不能也不应当代替日常对水果、蔬菜的进食。另外，过多地服用维生素制剂还可能引

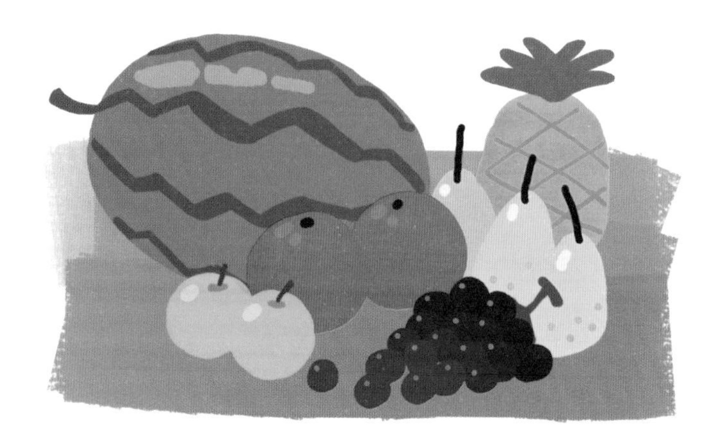

致一些副作用，有些甚至非常严重。如服用过量维生素 D 会导致软组织钙化，对肾脏和心血管系统造成损伤；长期服用维生素 E 易引致血栓等。在病态情况下，由于体内某些维生素的大量消耗或吸收合成转化不良，打破了其正常平衡，则必须适当补给，如发热、手术、患心肌梗死等疾病时需补充维生素 C；肝肾功能不良时需补充维生素 D 等。但这些均需在医生的指导下使用。

由于多方面的条件限制，不能做到食物多样化的人，可适量补充多种维生素制剂，以降低患病风险。如国际上多个研究结果表明，补充叶酸可降低血液中同型半胱氨酸水平，每降低 3 个微摩尔 / 升，患脑中风的风险降低 24%；由中国医学科学院肿瘤研究所（CICAMS）与美国国立癌症研究所（NCI）合作开展的我国林县的食管癌预防研究也证实，补充包含叶酸在内的复合维生素，试验组脑卒中的死亡率下降 37%，在男性中下降高达 58%。

*

对水果认识的误区

目前，许多人对水果的概念混淆不清。比如去餐馆点水果时，许多餐馆就切一些西瓜、哈密瓜端上来。其实，瓜类属蔬菜类，不是水果，其所含的平均热能与一般蔬菜相同。水果的基本定义是多年生植物的果实，也就是木本植物的果实，而瓜类是草本植物的果实。水果和蔬菜中所含的营养素的成分及含量各不相同。因此，水果和蔬菜不能相互替换。另外，瓜类的血糖生成指数已接近高限，即进食后可能导致血糖快速升高。所以，血糖不稳定者应少进食瓜类食物。

误区之三

植物油主要含不饱和脂肪酸，不会造成动脉硬化，多吃点没关系

*

植物油与其他几类食物提供热能的比较

众所周知，造成肥胖的主要原因之一是营养过剩，摄入热量过多。许多人知道不能多吃肉，却不知道食用植物油过多也对健康不利。其实，相同重量的植物油所提供的热能比猪肉高 1 倍多，是圆白菜的 40 倍（表 8）。

表 8 · 几种食物提供的热能比较（每 100 克）

食物	热能（千卡）	食物	热能（千卡）
植物油	899	苹果	52
猪肉	395	圆白菜	22
鳗鱼	181		

注：1 千卡 = 4.184 焦耳

有专家做过测算，如每天多摄入 5 克（1/10 两）油而不被消耗掉，10 年后体重则多长 10 千克（20 斤），平均每年多长 1 千克（2 斤）。

近年来，我国人民的生活条件有了很大改善，但许多人还保留着原来的一些生活习惯。如在家吃完饭后剩下的一点饭菜，总要把它吃掉。

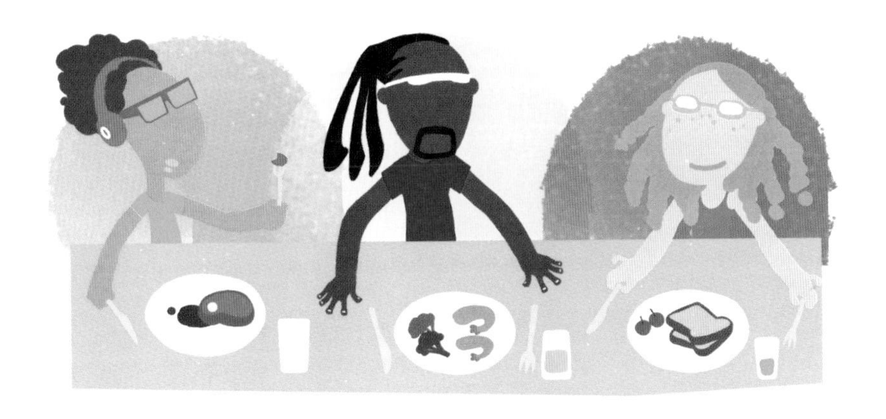

有位糖尿病患者，家属为其准备夜宵，为了让他少吃半个馒头，给他煎了两个荷包蛋。这两个油煎荷包蛋比那半个馒头要多出 500 千卡的热能，相当于一天应进食量的 1/4 ～ 1/3。采用这种食谱，对于控制糖尿病没有任何帮助。出现这种情况，一方面是对植物油认识有偏差；二是对粮食摄入的知识有错误。

*

每餐多一口，体重往上走

因此，中国营养学会推荐的居民平衡膳食宝塔中油脂类在最顶层，每天每人不应超过 25 克（半两）。

据北京市相关调查显示，北京市居民平均每天食用植物油 83 克，大大超过了推荐的摄入量。按此统计，北京市居民每天从植物油中多摄入 500 千卡的热能，而要消耗掉这 500 千卡的热能，每天必须快走一个半小时或慢跑 1 小时。否则，这些多余的热能就会变为脂肪储存起来，引起肥胖。因此，必须格外注意植物油的摄入量。

*

中国居民平衡膳食宝塔

膳食宝塔显示，碳水化合物（粮食）应是人类最基本的食物，是每天食物结构的主要成分。即使是糖尿病患者，每天进食谷物仍应占其摄入总热量的 50% ~ 60%。粮食吃得越少，食用肉类等高脂肪、高蛋白食物多，供给的热能越多，肥胖的发生率就越高，同时心、脑血管并发症也越多。

中国营养学会在总结多年实践经验的基础上，对 2007 年推荐的合

中国居民平衡膳食宝塔（2016）

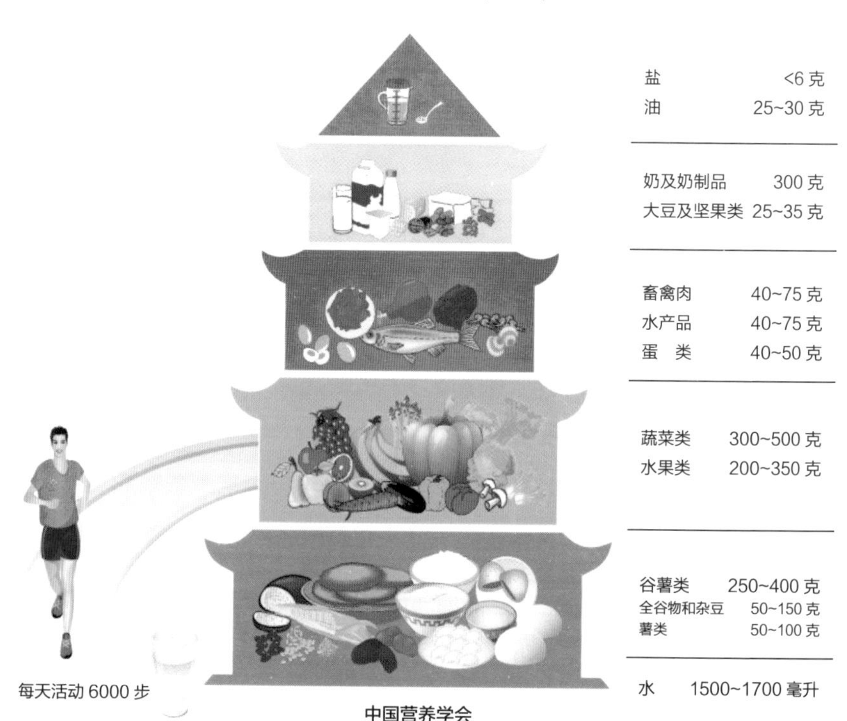

理膳食宝塔进行了修改，推出了 2016 年版的膳食宝塔。

误区之四
每周一次大量剧烈运动，可以替代其他几天的运动锻炼

*

美国 Valley 健身中心的研究结果

平常采取静息生活方式的人，短时间内大幅度的体能付出有损身体健康，还有可能造成突发事件。如凌晨空腹或偶尔进行大运动量活动，还可能造成低血糖、心脑血管意外或猝死。美国最大的一家健身俱乐部（Valley 健身中心），研究了 325 家健身俱乐部 2 年内 71 例正在运动时死亡者的医学和法律记录，发现一般会员来健身俱乐部锻炼一年 20 ~ 25 次，而死亡者锻炼次数均不足 1 个月 1 次。

研究发现，惯于静坐生活的人突然做出大力气的体力活动时，发生急性心肌梗死的危险性最大。因此，锻炼必须坚持循序渐进，必须经常坚持。

误区之五
身体不胖不瘦，不需要锻炼

判断身体的胖瘦，要根据体重指数或体重与本人身高应有的标准体重的差别作出估计。

*

体重指数（BMI）的测算方法

体重指数的测算方法如下：

体重指数 = 体重（公斤）／[身高（米）]^2

国际正常值：21 ~ 24；东方人正常值：21 ~ 23；

世界卫生组织发布的亚太地区指标：

肥胖级别	体重指数
超重	23 ~ 24.9
一度肥胖	25 ~ 29.9
二度（重度）肥胖	大于或等于 30

*

简易计算体重的方法

简易计算法：

男性：体重（公斤）=[身高（厘米）−105]×0.9

女性：体重（公斤）=[身高（厘米）−107]×0.9

简易大致计算法：体重（公斤）= 身高（厘米）−105

*

超重与肥胖的判断标准

标准体重	± 10%
超重	大于 10%

续表

轻度肥胖	大于 20%～30%
中度肥胖	大于 30%～50%
高度肥胖	大于 50%以上

体重指数在正常范围内的人，体成分或其他健康指标如血胆固醇、甘油三酯、血糖、骨密度等也可能不正常。

体成分的不正常，即体内脂肪的比重不合适。有些女性外形看上去挺苗条，但一测成分，体脂占的比例仍过高。体脂比例过高包括两个方面：一是脂肪的绝对量较高；二是肌肉成分少，因而脂肪相对含量较高。而苗条的女性主要是属于后一种情况。这种情况主要是锻炼不够和随着年龄的增长特别是中年以后肌纤维逐渐减少造成的。

对体重指数正常者，锻炼可改变体成分及肌肉脂肪结构比，并提高机体各方面的功能。

误区之六

哪个部位肥胖就集中锻炼哪里，集中锻炼一个部位可以局部减肥

锻炼是改变整个身体代谢的过程。锻炼首先消耗内脏脂肪，然后才是皮下脂肪。皮下脂肪是血流量多的地方先消耗，如四肢、脸颊部等。所以，锻炼减肥要看出身体外形的变化，尤其是腹部脂肪的减少，效果相对滞后。必须坚持锻炼一段时间后，才可以看出明显变化。局部锻炼可以增强局部肌肉的力量（使肌纤维增粗），但不能局部减肥。如只是过多地做腹部锻炼，腹部的肌肉增强而皮下脂肪没有减少的话，反而看

上去肚子会更大。

误区之七
节食即可达到减肥目的

过分节食会造成必需营养素缺乏，影响机体功能和免疫力。因为过分节食不可能持久，只是短时间内少吃，而未改变饮食习惯，所以靠节食减轻体重的人，90%以上会反弹。

误区之八
洗桑拿浴等大量出汗即可减肥

人体中的水分主要在体液（如血液、细胞间液）和肌肉细胞中，而不在脂肪细胞中。大量出汗后出现口渴感，导致大量饮水，迅速恢复原体重。排出汗液的好处是可带走体内的部分代谢产物，但不坚持长期适量运动，只想通过大量出汗实现快速减肥是不可能的。

误区之九
爬山适合所有的人群

爬山对人的呼吸、心血管系统虽有很好的作用，但对膝关节的不利影响较大，不适宜膝关节有过运动损伤的人群。同时，“人老先老腿”，年过 40 岁的人，大多都有髌骨软骨软化，这样的人群也不适合选择爬山作为锻炼方法。据调查，55 ~ 64 岁的人 85%都有一个或多个关节的老年性骨关节病。其最基本的发病原因是关节软骨的老化和磨损。这种病大多无症状。膝关节做过多的负重屈伸活动可能使软骨中的胶原纤维断裂，碎段落入关节腔内产生自身免疫反应，将导致滑膜炎，而严重时软骨完全被磨掉，骨面直接相互摩擦会导致疼痛。

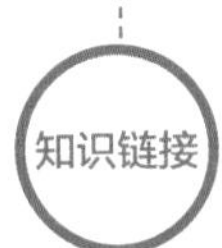

软骨内无血液供应，主要靠关节液营养。负重时，关节软骨内吸入的关节液被挤压出，影响软骨营养。腿弯曲时，膝关节所负重量是身体重量的 3 ~ 5 倍。在关节软骨已发生退化的情况下，过多负重屈伸活动，加剧关节软骨的磨损。近年来，老年人由于骨关节病需做人工关节置换的比例明显上升，与关节保护、使用不当有关。

因此，应采取既对心血管、呼吸系统有较好锻炼作用，又不加重关节负担和磨损的运动形式，例如游泳、瑜伽等。

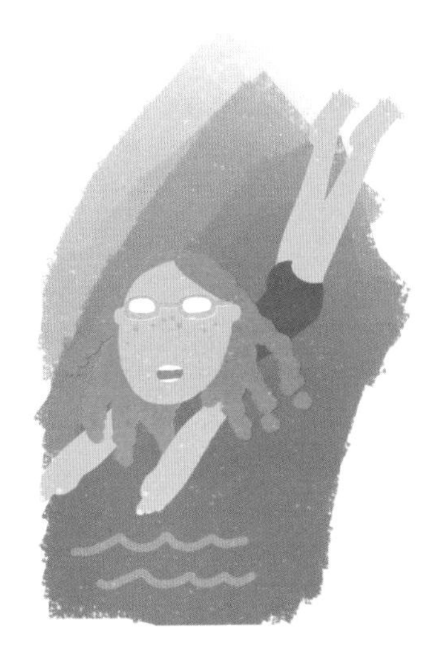

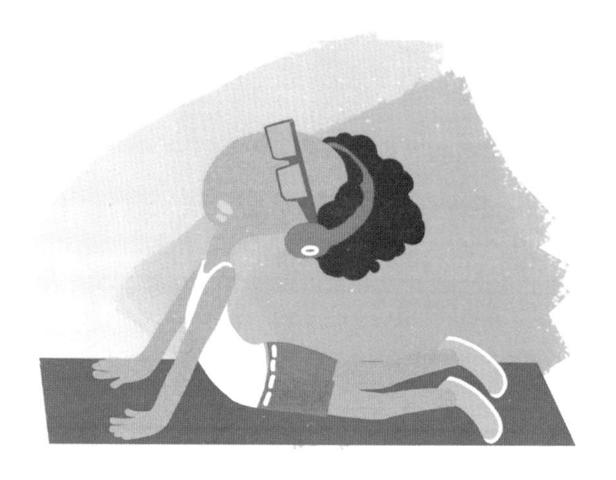

误区之十
闻鸡起舞

*

外界因素对晨练的影响

中国人较勤奋，受“一日之计在于晨”的影响，大多数爱锻炼的人都有晨练的习惯。但是清晨并不是最适宜锻炼的时间。首先我们来看看外界因素。

一是植物会在夜间吸入氧气，呼出二氧化碳。因此，树木多的地方，早晨可能集聚较多二氧化碳。

二是夜间逆温层出现较多，致使清晨空气不佳。逆温层是一种下冷上热的天气现象，这种天气现象下空气无法对流。它多出现于气温低、云层厚的天气。在夜间，风速较小，近地面数百米的空中出现逆温层，大气处于稳定状态，污染物滞留在地表上方，难以扩散。在晴天中午前后，逆温层消失，湍流力度加大，污染物容易扩散。而在秋、冬、春三季，近地面逆温层使得空气污染物在早晨 6 点左右最不易扩散。

三是寒冷刺激本身可诱发血管痉挛，在原有病变基础上，引发血管栓塞或梗死。北京地区人群脑卒中发病情况研究表明，1 月份发病最多，7 月份发病最少。1 月份的发病数比 7 月份多 39.6%（表 9）。

表 9 · 北京地区人群脑卒中发生最多及最少月份发病情况比较*

1 月（最高）		7 月（最低）	
例数	比例（%）	例数	比例（%）
979	10	705	7.2

* χ^2=5.38，P=0.02 有显著性差异

此研究说明，低温是脑卒中发病的一个重要因素。另外，临床资料也显示，11 月至次年 3 月也是心肌梗死的好发季节。

*

人体内在因素与晨练（美国弗明汉队列研究）

我们再来看看人体内在因素。由于一夜没有饮水，清晨血液很黏稠，增加了血管堵塞的危险性；起床后交感神经兴奋性增高，心率加快，心脏本身需要更多的血液；早晨 9 ~ 10 时还是一天中血压最高的时刻，因而早晨是脑出血、脑梗死的好发时间，医学上称之为“魔鬼时间”。美国弗明汉队列研究（1950—1990 年）分析了一天内不同时段的脑中风发病情况。该研究是追踪研究对象时间最长（40 年）的前瞻队列研究，是世界上十分著名的流行病学研究之一。该研究发现，早晨 8 时到中午 12 时发生的脑中风占全天的 37%，凌晨 4 时到中午 12 时发

病占全天的 55%，而晚上 8 时到午夜 12 时仅占全天的 5%。说明早晨是脑中风的好发时间。

临床资料表明，心肌梗死的好发时间为上午 6 ～ 9 时，发病数量是傍晚的 3 倍。

英国《运动医学》杂志发表文章：运动员晨练后，免疫功能下降。主要原因是激素水平升高抑制免疫功能；唾液流动速度明显减慢，更易感染病毒。

专家提示

中老年人，特别是具有心、脑血管病危险因素的人和心、脑血管病患者，不宜在早晨做运动量较大的体育锻炼。

保健误区口诀

清晨起床急匆匆，不吃不喝往外奔；

担心血液胆固醇，鸡蛋红肉不敢碰；

认为水果是零食，很少将其来问津；

炒菜多放植物油，认为可使血管柔；

每周一次运动透，大汗淋漓消耗够；

不胖不瘦正适中，锻炼多余枉费功；

糖尿病人少吃粮，多吃肉蛋控血糖；

局部锻炼可减肥，想瘦哪里哪里瘦；

蒸洗桑拿多出汗，减肥实现一大半；

老年爬山最为优，身体健康不用愁。

以上误区不解决，辛苦努力付东流。

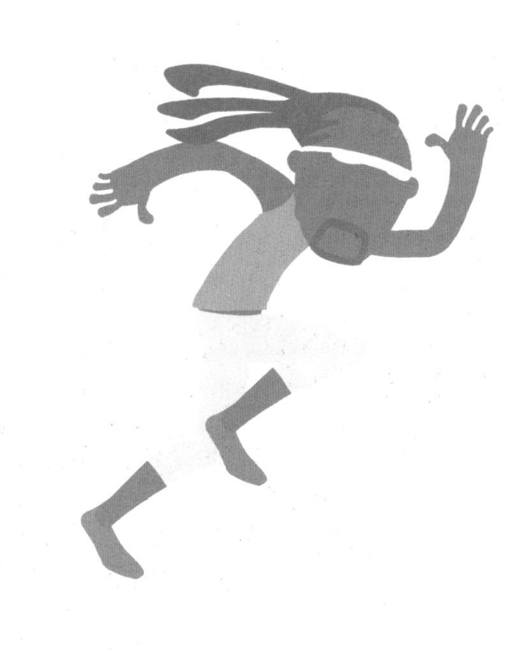

3

要健身，会健身

为了保证健身质量，健身计划的设计也有一些窍门。我们要健身，也要会健身。

A 锻炼三要素

*

频度、强度与持续时间

频度：每周至少 3 次；

强度：心率应该达到 170 减去本人年龄；

持续时间：平均每天至少 30 分钟。

频度问题在前面讲述“误区”时已作过讨论，这里不再赘述。锻炼三要素中关键是如何掌握“强度”。“强度”是以“最大心率”为基础测算的，不同年龄组的“最大心率”不同。

成年人“最大心率”的标准数据见表 10。

为方便使用，运动时要掌握的心率，即最大心率的 60% ~ 70%也有一个简单算法：180（强壮）或 170（正常或较瘦）减去年龄。

每天的锻炼中应有 20 分钟左右的时间维持此心率，否则锻炼的效果就会大打折扣。

表 10 · 不同年龄组最大心率测算方法

年龄组（岁）	最大心率（次 / 分钟）	年龄组（岁）	最大心率（次 / 分钟）
小于 30	195	51 ~ 60	165
31 ~ 40	185	61 ~ 70	155
41 ~ 50	175		

锻炼身体的一个非常重要的目的就是增强心脏的功能。心搏（俗称心跳）由收缩、舒张两期组成。在正常范围内，心率越慢，舒张期就越长，心脏休息就越充分。心搏是人生命的标志。心脏搏动停止时间过长，生命终止。从寿命的意义上讲，心搏的总次数是个定值。单位时间内跳动的次数多，总跳动时间就短。

有的人认为，锻炼使心跳加快。心跳快，总的跳动时间就会缩短。那么，锻炼是否会缩短寿命？锻炼到底对心搏次数有什么影响呢？我做了一个测算。一个经常锻炼的人一般心率在每分钟 60 次左右，甚至更少，而一个不参与锻炼的人每分钟心率一般在 80 次左右，这两个人每日心搏次数到底有多大差别？不算不知道，一算吓一跳。虽然他们每分钟心搏差 20 次，可全天要差 2 万多次（表 11）。

表 11 · 心率对比测算

心率（次 / 分）	每小时心搏次数	锻炼 1 小时心脏搏动增多次数	每日心搏次数
60	3600	4200	90 600
80	4800		115 200

注：假设锻炼时的心率为 130 次 / 分

从测算中我们可以看出，后者比前者每日心搏次数多 24 600 次，占后者全日心搏次数的 20%。据此推算，后者每月心脏多跳动近 74 万次，每年多跳动 885 万次。由此可以看出加强心脏功能的重大意义。

具体测量锻炼时心率的方法如下：锻炼后立即数脉搏 15 秒，得数乘以 4。在此数的基础上再加 15%，即为锻炼时的心率。

*

把握锻炼强度的方法

判断锻炼强度是否适当：

⑴ 锻炼后 5 ~ 10 分钟内心率是否基本恢复正常。

⑵ 次日是否感觉疲乏。

*

锻炼减肥者须知

根据专家的研究，要维护人体的健康，正常人每天体育锻炼的能量消耗应达到 150 ~ 400 千卡（依据年龄与身体状况不同）。要达到这个消耗量，至少需要锻炼 30 分钟。开始锻炼并达到本人最大心率的 50%~ 70%，5 分钟以上，体内糖开始参加代谢，20 分钟以上，脂肪才参与代谢。因此，每次锻炼时间如不足 20 分钟，则对减肥无作用。另外，减肥的合理速度为每周 1 斤左右。过快会影响健康。

对中青年人来说，在有限的时间内，快走（每分钟走 100 米左右）、慢跑或跳绳是能达到消耗要求的较好的运动方式。中年人平均每日至少

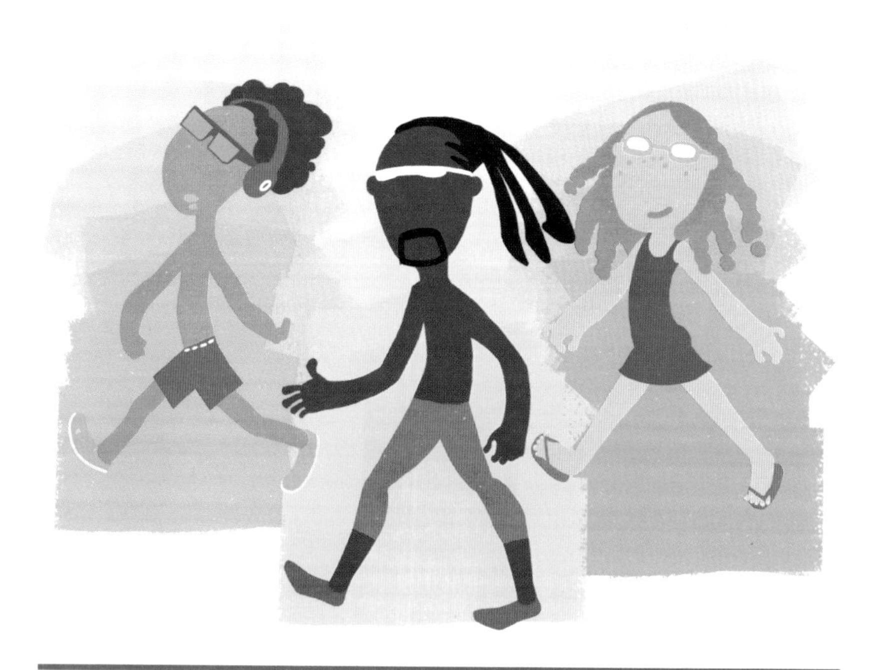

应作与 45 分钟快走相同消耗量的运动。

而对于年纪较大的人，肌肉萎缩是健康的大敌。要延缓肌肉减少与消失的速度，加强锻炼是最主要的措施。美国心脏学会 2007 年发布的健身指南中首次提出，65 岁以上的老人，每周也要至少做两次 8 ～ 10 种不同的力量训练。老人的力量训练可采用小重量、多次数的办法进行，如可手持 2 瓶矿泉水，做本书附录中所介绍的多种哑铃动作，每个动作可连续做数十次。不需要减轻体重的老年人也可将每日锻炼时间分成几个部分进行。

对 65 岁以下的中年人，仅靠散步活动，达不到要求的体力活动消耗量（表 12）。而消耗量不足，不仅起不到锻炼的效果，反会促进食欲，引致体重进一步增加。从表 12 中可以看出，每分钟游 18 米的蛙泳，30 分钟消耗能量仅 138 千卡，还不如快走。这就是为什么有些人几乎天天在游泳，也认为自己进行了锻炼，但仍然还是那么胖，体重仍减不下来的主要原因。

表 12 · 30 分钟不同种类运动消耗热能比较

运动方式		消耗热能（千卡）	运动方式			消耗热能（千卡）
跑步		225 ~ 255	游泳	仰泳	18 米 / 分	111
快走		150			36 米 / 分	239
广播体操		115		蛙泳	18 米 / 分	138
散步		90			36 米 / 分	275
网球	中等	198		爬泳	18 米 / 分	138
	剧烈	279			46 米 / 分	304
羽毛球		146		侧泳		239
高尔夫球	2 人	155		蝶泳		335
	4 人	116	跳绳		120 次 / 分	300

注：此表是 65 公斤体重的人运动 30 分钟的消耗量。由于每公斤体重每分钟的运动消耗量一般在 0.1 千卡以下，且消耗量为大体估算。因此，不同体重的人消耗量在此表的基础上适当略作加减即可，不必再以准确公斤体重详细计算

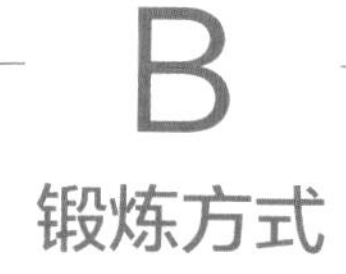

锻炼方式

*

一般健身锻炼应采取有氧运动形式

有氧运动标准：锻炼时的心率在本人最大心率的60%～70%之间，时间为30～60分钟。

心率超出本人最大心率的85%则为无氧运动，如百米短跑等竞技体育比赛。一次持续锻炼时间一般不宜超过2小时，否则代谢速率跟不上，引致肌肉内乳酸堆积，造成肌肉疼痛或损伤（表13）。

表13 · 有氧运动心率上下限估算

年龄组（岁）	心率（次/分）	
	下限	上限
< 30	115	140
31～40	110	130
41～50	105	125
51～60	100	115
61～70	95	110

*

锻炼的种类及建议

锻炼一般分为两种类型：耐力型和力量型。耐力（消耗）型包括快走、慢跑、中速游泳、舞蹈、太极拳；力量型包括器械、哑铃、拉力器、俯卧撑、仰卧起坐等。

力量型锻炼可采用隔日 1 次，即每周 3 次（力度为：强、强、强），或每周 5 次（强、弱、强、中强、强）。每种动作建议做 4 组，每组 8 ~ 12 次，组间间隔为 30 秒 ~ 1 分钟。这种锻炼可使肌纤维增粗，有效增强肌肉的力量。

锻炼最好采取耐力型与力量型间隔的方式，即一天做加强上肢肌肉力量的锻炼，另一天做下肢耐力锻炼，因为肌肉是在锻炼间隔的静息中悄悄地生长。

*

锻炼时的呼吸调整

锻炼时要注意避免憋气。运动使胸廓扩大时吸气，反之则呼气。调呼吸非常重要，如有动脉硬化，憋气用力可能会造成血管破裂；如有的老人便秘，在憋气排便时会造成中风。

C 锻炼时间

*

最佳时间

要在最适宜的时间进行锻炼。

适宜锻炼时间：下午4～5时最佳，其次为晚间（饭后2～3小时）。此时人体的适应能力和全身协调能力均较强，尤其是心率、血压都较稳定，最适宜进行体育锻炼。人的生命活动受生物钟的调控。研究表明，人身体的适应能力，全身协调能力和体力，均在下午或黄昏时最强。从外界环境讲，此时植物进行了一天的光合作用，氧气含量比较充足，气温也比较适中，利于进行锻炼。

*

对上班族的建议

上班族不能利用这段时间，建议可在晚9～10时进行锻炼。此时锻炼的好处是：可调节一天中脑力劳动的疲劳，使大脑彻底放松，缓解精神紧张。

*

锻炼与安眠药

晚间锻炼习惯后，可停服安眠药，以减少对肝脏的损害。中国有句俗话讲，“是药三分毒”。尤其是当今许多人已患有脂肪肝，其肝脏脂代谢紊乱已处于失代偿的情况下，长期常规服药更加重肝脏负担。晚间锻炼还可消耗多摄入的热量，减少夜间脂肪的储存。

早晨可做较轻量锻炼，如做广播体操、练太极拳和剑、散步等。

D 设计适合自己特点的运动方式

*

锻炼方案设计

每个人的特点都不尽相同，选择的运动方式也存在差异。

不同年龄组的最大心率不同，每日应有的运动消耗量不同；每人的胖瘦程度、体质强弱、健康状况不同；性格是好动还是好静，是喜欢独处，还是比较合群；也要考虑场地、交通、对手、工作的稳定性等条件，如打球的对手旗鼓相当比较好，否则打几下也就没意思了。因此，要持之以恒，就必须根据自己的年龄大小、身体状况、性格特征和可能的条件，给自己设计一套能长期坚持的锻炼项目。

慢性病患者，应先找医生咨询合理的运动量及运动时的注意事项。有慢性病危险因素者应先从小量开始，逐步加大运动量。有条件者可先做体检，如发现疾病，先用适当医疗措施控制，然后逐步改变生活方式，逐渐减少药物用量。轻症病人可先在医生指导下，进行 3 ~ 6 个月的运动和饮食等方面的生活调理，然后再根据调理效果决定是否用药。

E

坚持锻炼才能取得预期的效果

身体必要的运动消耗是每天都应该有的。“三天打鱼，两天晒网”，什么事也做不成，也不可能取得预期的锻炼效果。健身体育专家的研究表明，上次锻炼的效果以每天 1/3 的速度流失。而且，一次运动产生的内啡肽在体内只持续存在 2 ~ 3 天。所以，每周至少应有 3 次以上的适量锻炼。另外，坚持经常性的体育锻炼，也是对意志和毅力的培养和训练，对个人优秀品格的形成极有好处。

*

坚持器械健身可使肌肉增多

人体处于安静状态时，肌肉中的毛细血管绝大多数处于关闭状态，每平方毫米横断面仅开放 30 ~ 270 条，而锻炼时开放达 2000 ~ 3000 条，这就给肌肉提供了更多的营养物质和氧气，有助于肌肉的生长。因此，坚持参加体育锻炼，特别是器械健身，能够使肌纤维增粗，肌肉体积增大。一般来说，只要坚持 3 ~ 4 个月的器械练习就可以见成效；坚持 10 个月左右的时间，肌肉就可明显增多。

F
对办公室工作人员的建议

*

做工间操是预防疾病的好形式

办公室工作人员易患颈椎病、腰背肌劳损、椎间盘脱出等病。因此，应该特别注意防止长时间静坐不动。机关内应大力提倡做工间操，这是一种不花什么代价，而又能预防上述疾病的好形式。

广播体操是许多体育专家研究的成果，其科学性、针对性均很强，特别是针对办公室工作人员。如伸展运动——预防肩周炎（冻结肩），体侧、体转运动——防止腰肌劳损、椎间盘脱出等。但做操时必须“认真、到位”，不能敷衍了事，要真正取得做操的效果。

*

腰背肌锻炼（飞雁式、五点式）

专门的腰背肌锻炼（飞雁式、五点式）也是一种锻炼的好形式。

飞雁式做法：趴在地毯上，以腹部为支撑，把头和腿、脚向上翘，使身体呈船底形。

五点式做法：以后脑勺、两肘、两脚跟为5个支点，用力向上挺腹部，使颈背部悬空，身体呈拱桥形。

经常做这种锻炼可加强腰背肌的力量，预防椎间盘脱出等症。

专家提示

晨起一杯温（凉）开水，稀释血液，减少疾病发生。清晨血液很黏稠，心脏负担重，有心脑血管病者的血管容易堵塞。起床后尽快喝一大杯温开水，可较快稀释血液黏度。因为水 10 分钟就可通过胃，经肠道吸收，进入血液循环，从而减少中风、心肌梗死的发生。

G

锻炼方式推荐

*

向大家推荐的锻炼方式：游泳 + 跳绳或快走

游泳的作用

游泳是一种很好的健身运动形式。游泳时关节不承受过度应力，又能得到充分运动。游泳能量付出多、消耗大，如运动速度相同，完成同样一组动作，要比陆地上多付出 6 倍的力量；水中散热快，是空气中的 28 倍，可增强机体对寒冷的抵抗；人在水中的重量仅为陆地上的 1/8，水中关节基本不负重；水对全身有按摩作用，能帮助肌肉消除疲劳等。

有些人说自己是“旱鸭子”，不会游泳，其实“旱鸭子”也可以下水活动。通过扶池壁做蹬腿活动，在水中行走，承受水对胸部的压力，抗阻力呼吸，感受水对身体的按摩等，可获得很多益处。

*

足跟冲击运动

中老年人还应该配合其他形式的锻炼，仅进行游泳锻炼不利于防止骨质疏松。经过千万年的大自然的选择、淘汰，人体形成了非常精细、完善、高效的自我调节系统，如体内电解质钾、钠、氯等的代谢平衡，不受意识调节，完全是自我调节平衡。游泳时身体的大部分重量被水托着，身体自身不能感知骨骼硬度的大小。如宇航员在航天飞行的失重状态下，排钙增多，骨密度降低；绝对卧床者的尿钙排量增多，早的 10 天左右，一般 1 个月就可出现骨量减少。而一些可产生足跟冲击的运动形式，能让机体感知骨硬度状况，从而调节骨钙的沉积机制，纠正骨质疏松。游泳不能产生这种效果，所以要辅以其他能产生足跟冲击的运动方式，如跳绳、快走、慢跑、跳舞等。

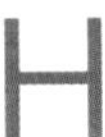

H 运动前做好准备活动

*

运动前必须做 5 ～ 10 分钟的热身准备活动

为了避免运动伤害，即使是职业运动员在进行锻炼之前也要进行 5 ～ 10 分钟的热身准备活动。中老年人肌腱老化、变硬，肌肉弹性减低，易发生运动伤害，锻炼前的热身准备则更加重要。准备活动应使肌肉、肌腱、韧带等充分伸展，使关节有足够的柔韧度，才能避免拉伤。俗话说："伤筋动骨100天。"如不注意，一旦损伤，就很不容易恢复，且一段时间不能再进行锻炼。游泳也会损伤筋骨，也要注意做好准备活动。

*

运动前的准备活动

运动前的准备活动不是简单的伸伸胳膊踢踢腿。正确的准备活动能使你的身体在生理和心理上为运动做好准备。它不仅可以提高运动效果，还有很关键的一点是减少受伤的可能。准备活动中一个必不可少的环节是拉伸运动。该运动的正确方法是保持静态的伸展姿势，也就是让某个关节在某一点保持不动，使这个关节附近的肌肉和组织被最大可能地拉长，这也叫静态伸展。一般一个伸拉动作应持续20～30秒。静态伸展可提高身体的柔韧性，允许你的关节做大范围的运动，使韧带和其他肌肉组织不易紧张和撕裂。整个拉伸运动的时间一般为5分钟左右。

*

介绍几种伸展运动

上肢：

1. 肩关节外侧部　身体直立，左上臂上举，手心向后，左手向下经头后部放至背部中央，右手拉住左肘部向头后部移动，至拉不动为止。交换手臂重做。

2. 肩关节前部及胸部　身体直立，双臂后展，双手拇指向下，十

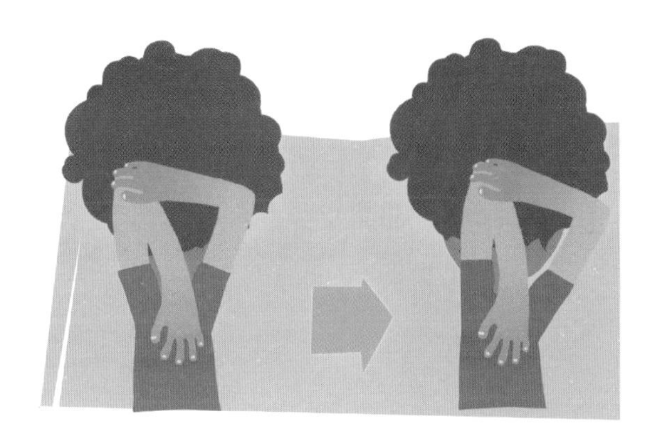

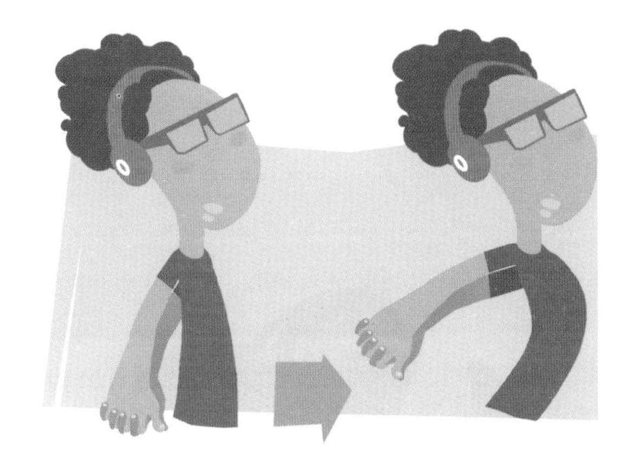

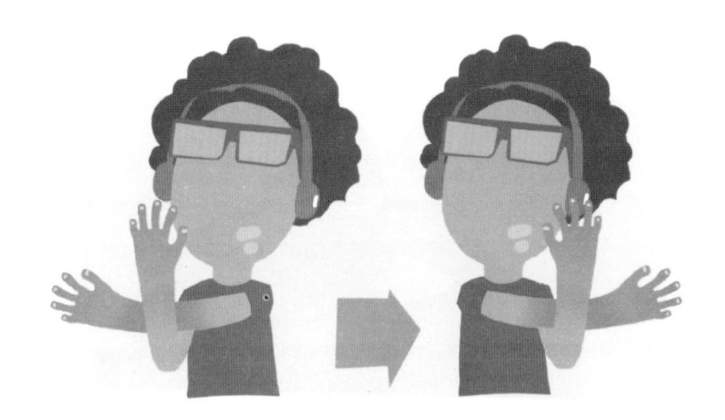

指交叉在身后握住，肘关节伸直，然后尽可能向上抬伸胳膊并挺胸。

3. 肩关节后部及背部　身体直立，右臂向左前下方伸直，左臂从右臂下方伸出，然后左肘部屈曲夹住右臂，向左前下方拉伸。交换手臂重做。

下肢：

1. 腿后部　坐位，双腿伸直，双脚并拢，脚尖向后翘。双手抓住脚腕，向前屈体。可感觉到跟腱、膝盖后部及下背部的拉伸。

2. 膝关节及大腿内侧肌肉　屈腿打坐位，两脚心相对贴紧，两膝向外侧，双手抓住脚腕向后拉，尽可能使脚后跟靠向会阴部，同时身体

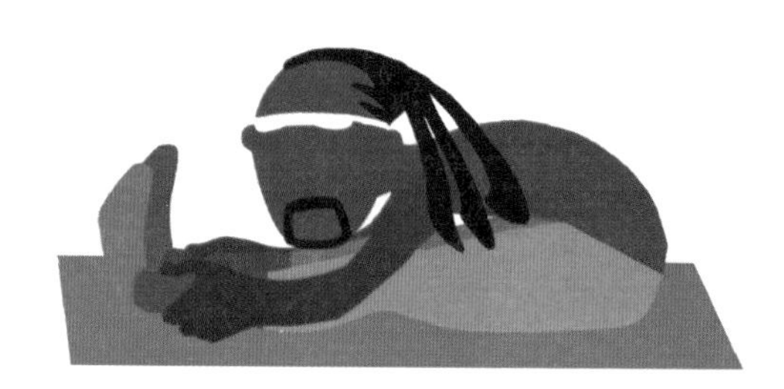

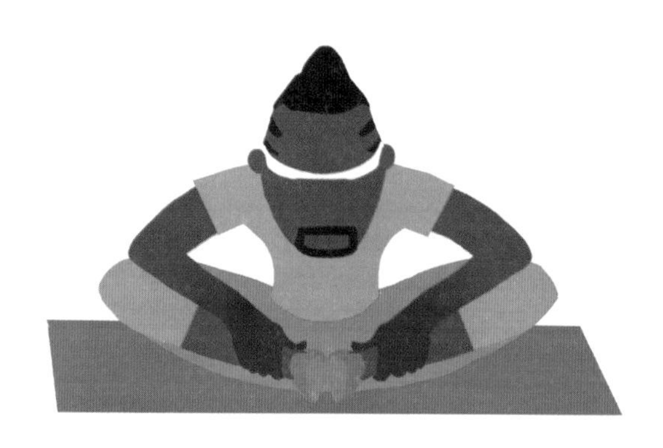

微向前倾，用双肘部向下压膝部。可感觉到大腿内侧肌肉群的拉伸。

3. 膝关节、大腿前群肌肉及踝关节　右侧卧，左手抓住左脚背向后下拉，尽可能使脚跟靠向臀部并使脚背外侧肌肉、韧带伸展。可感觉到对大腿前群肌肉及脚背外侧肌肉的拉伸，交换方向重做。

腰背部：

保持左腿伸直，右手向后支撑身体，右腿弯曲交叉于左腿上方，右脚放于左膝外侧。左手或左手肘置于右膝上，慢慢转头看右肩，同时拉右膝向相反方向。保持这个姿势，直到臀部、身体两侧和上背部感到有压力为止。交换方向重做。

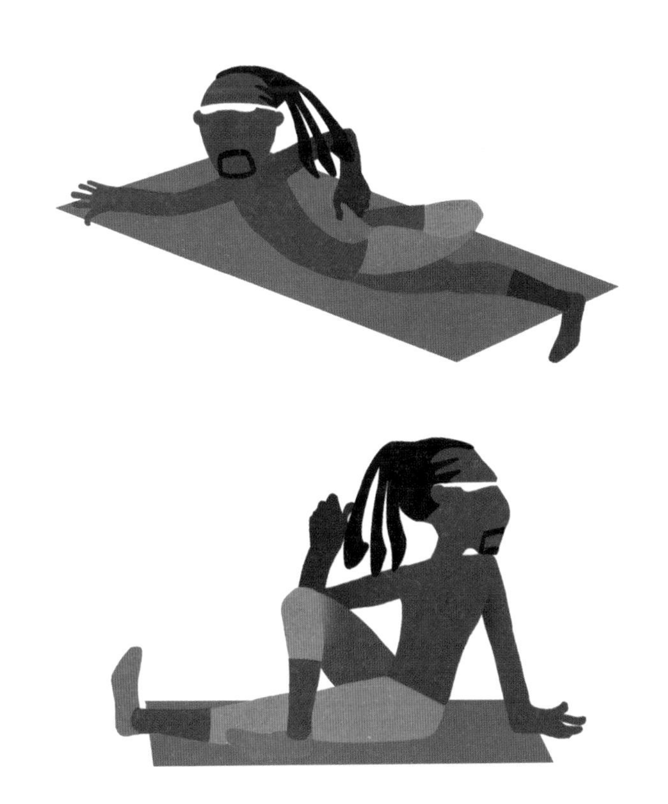

健康行为口诀

若要慢病不上门，健康行为记在心。
合理膳食酒限饮，适量锻炼烟不沾，
心理平衡少生气，充足睡眠保平安。
膳食结构很重要，每天水果不可少，
脂肪含量要限制，米面蔬菜要为主。
两杯奶、一个蛋，高血脂者蛋减半，
只吃蛋清不吃黄，营养物质丢一旁，
豆类食物益健康，每天应有一二两，
植物日食十五种，免疫功能有保障。
日常身体要健康，不能靠药来帮忙，
俗话“是药三分毒”，常服肝肾功能伤。
“食补强于用药补”，传统经验再弘扬。

清晨不宜强锻炼，血稠压高天气寒，
午后傍晚健身好，心梗脑梗发病少。
有氧运动保健康，两个标准心内藏，
时间 30 ～ 60 分，最大心率六七成*。

设计方案很重要，年龄体况考虑到，
外加性格与条件，经常坚持才有效。
每周五次去健身，三次最少属基本，
每日平均三十分，健康才能有保证。

每次锻炼量应足，消耗不足入歧途，
又增食欲又添重，反把苦恼惹上身，
若要减肥起作用，每次至少四十分。
每天快走一小时，心脏血管渐畅通。
运动可替部分药，肝肾负担可减轻。

保护关节中老年，登山爬楼宜避免，
游泳外加走平路，心肺骨骼均锻炼。

职工应做工间操，腰背劳损可减少，
飞雁式、五点式，椎盘脱出不骚扰。

晨起一杯温开水，稀释血液防中风。
老人锻炼易拉伤，热身准备应注重。
摄入消耗要平衡，关键因素要认清。
“两大体、一精确”，合理平衡易掌握，
摄入消耗大体估，每周称重不可误，
超重肥胖负平衡，控制饮食多运动。
以上要求均做到，健康长寿乐融融。

* 为个人所在年龄组最大心率的 60% ~ 70%。其简单计算方法为 170 减去本人年龄。

4

中国人迫切需要来一场膳食革命

健康生活方式有一句简单的俗语来概括，那就是“迈开腿、管住嘴”。这说明只注重运动健身而不注意膳食健康也是不行的，膳食健康与运动健身同样重要。

2012 年我国居民营养与健康状况调查结果显示，与膳食密切相关的慢性非传染性疾病患病率仍呈上升趋势，铁、钙等元素的摄入量进一步减少，而脂肪摄入量增加。分析表明，肥胖等引致慢性病的重要因素的发生率，无论在成人还是儿童、青少年中，无论城市还是农村，均大幅增加。这将严重影响我国居民的健康素质、健康寿命，加重疾病负担，并影响经济社会的发展、建设健康中国和全面建设小康社会目标的实现。

A
问题——居民膳食结构不科学

*

膳食方面存在的主要问题——不能科学合理地把握摄入食物的结构和数量

我国居民在结构方面存在的主要问题：一是城市居民的畜肉类及油脂消费过多，谷类食物消费偏低。2012 年每人每天油脂平均消费量由 1992 年的 37 克增加到 42.1 克，脂肪供能比达到 32.9%，超过世界卫生组织推荐的 30% 的上限；谷类食物供能比仅为 47.3%，明显低

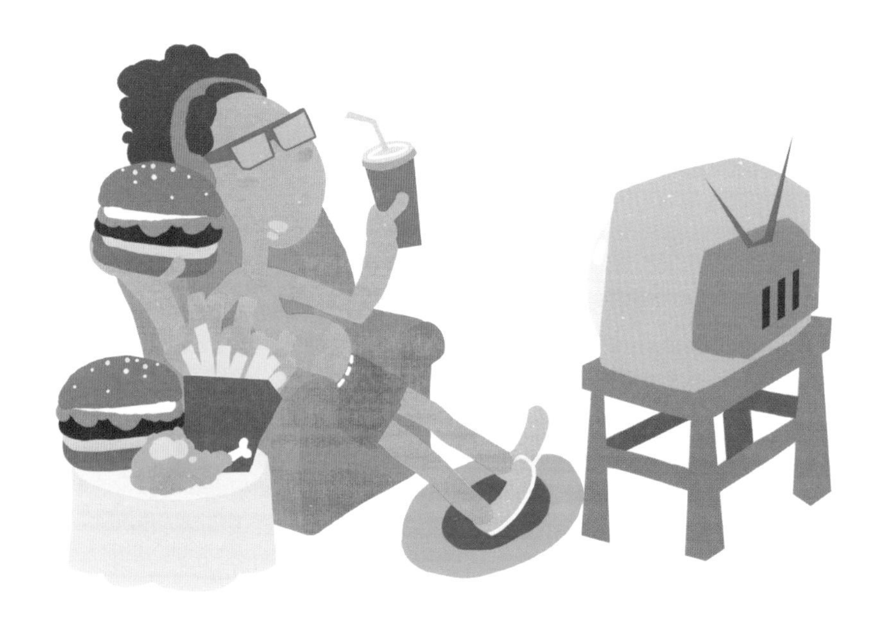

于 55% ~ 65% 的合理范围。二是城乡居民钙、铁、维生素 A 等微量元素普遍摄入不足。如每人每天钙的平均摄入量为 366.1 毫克，仅相当于推荐摄入量的 45.8%。三是城市居民蔬菜的摄入量明显减少，绝大多数居民仍没有形成经常进食水果的习惯。城市居民每人每天蔬菜的摄入量由 1992 年的 319 克降低至 2012 年的 269.4 克；2012 年水果的每日人均摄入量为 40.7 克，虽比 1982 年的 37 克略有增加，但人均每日仍不足 1 两。

在摄入食物的数量方面存在的主要问题是：部分居民摄入的热能大大超过身体每日代谢所需的热能，多余的热能被身体转化为脂肪储存起来，因而超重与肥胖的人数迅速增加。

B 影响——导致我国慢性病患者逐年增加

加强体育锻炼、增加肌肉活动和体能消耗对于保健非常有效，然而不科学进食，却有可能让健身的效果减弱。例如运动后喝一罐可乐（335毫升），摄入热能约 144 千卡，相当于吃了 2 两多米饭，直接抵消了 40 分钟散步所消耗的热能。缺乏锻炼和热能摄入过多是当前影响我国居民健康的两大因素。

大量科学研究表明，肥胖是高血压、糖尿病、冠心病、高脂血症等慢性病的重要危险因素，而摄入高热能食物过多又是形成肥胖的基础因素。因此，摄入热能过多是以上慢性病的直接成因之一。由于当今的医疗技术还无法彻底治愈这些慢性病，我们只能及早采取措施控制其危险因素，争取不患这些疾病。另外，一旦患了这些疾病，控制疾病进展、防止伤残也非常重要。要控制疾病进展，单靠医疗技术和药物是不行的，必须调整生活习惯，医疗措施才能发挥更好的作用。而慢性病的众多危险因素中，热能摄入过多是很重要的一个。如糖尿病患者不控制饮食，就不可能满意地控制血糖水平。这些疾病如不能很好地控制，晚期形成的并发症和伤残将严重影响生活质量。

要保持身体健康，需要把握好的一个关键因素，就是掌握好摄入与消耗的平衡

近年来，我国居民膳食结构正在向一种不合理、不健康的方向转化。对这一变化，如不及时予以纠正和引导，将会对我国居民的健康状况产生极其严重的影响。另外，慢性病还会对家庭的经济生活水平和国家的经济发展造成巨大的负面影响。美国 1997 年糖尿病的直接医疗费用为 411 亿美元，因其致残和死亡引起的间接费用为 540 亿美元；1998 年用于肥胖及相关问题的直接费用为 992 亿美元。专家估计，我国糖尿病患者的年治疗费用约为 4000 元。根据慢性病的现治疗费用及年均增幅测算，到 2010 年，我国慢性病的治疗费用已高达 5880 亿元。如此巨大的费用负担将会对宏观经济的发展形成沉重的压力。因此，防控慢性病行动必须尽快启动。

C
对策——科学饮食“八字方针”即“调整、维持、控制、增加”

*

一调整：调整进食顺序

近年来，中国人的膳食消费中悄然形成了一种习惯，那就是饭后吃水果。不论是宴会的上菜程序还是很多人的生活习惯均是如此。这一习惯，对于中国人的健康并没有任何帮助。当前影响群众健康最重要的问题之一就是摄入热能过多。饭后吃水果，往往是在吃饱或吃得过饱的基础上，再添加食物。因此，这部分的热能几乎全部被储存，从而加重了超重和肥胖问题。

从水果本身的成分和身体消化吸收的特性分析，建议成年人最好在每顿饭前吃水果（柿子等不宜在饭前吃的水果除外）。

饭前吃水果，有很多好处。

第一，水果中的许多成分均是水溶性的，如维生素 C 以及可降低血液中胆固醇水平的可溶性的植物纤维——果胶等。其消化吸收不需要复杂消化液的混合，可迅速通过胃进入小肠吸收。空腹时的吸收率要远高于吃饱后的吸收率。因此，饭前吃水果有利于身体必需营养素的吸收。

第二，饭前吃水果有利于健康饮食“八分饱”的把握。多数常吃的水果如苹果、梨、橙子、猕猴桃、葡萄等是低热能食物，其平均热能仅为同等重量面食的 1/4，同等重量的猪肉等肉食的约

1/10。先进食低热能的食物，就比较容易把握总的摄入量。

第三，许多水果本身容易被氧化、腐败，苹果和梨等切削后很快变色就是一个很明显的例子。先吃水果可缩短其在胃中的停留时间，降低其在胃肠道中氧化腐败程度，减少可能对身体造成的不利影响。

儿童正处于长身体时期，部分妇女、老年人属于中医讲的“脾胃虚寒”体质，不宜或不适应饭前吃水果。这部分人群可在两顿饭之间加食一次水果，而不要在饭后立即吃水果。

*

二维持：维持高纤维素摄入，维持食物多样化

摄入较多的纤维素是中国传统饮食结构的一个明显优点，非常有利于健康，需要我们继续坚持。

纤维素来自于植物，它不能被消化，也不能被吸收，因此不含热能。有关膳食营养与慢性病及其危险因素的关系分析结果表明，碳水化合物供能比例越高，人群超重及肥胖、糖尿病、高胆固醇的风险越低。但近10年来，我国城市居民膳食中蔬菜的进食量持续下降，谷物的供能比也明显低于合理水平，这一不良趋势需要尽快地干预和阻断。当前农村居民的碳水化合物供能比为61%，尚在合理范围，但也需要及早给予宣传教育和提醒，免得重蹈城市居民之覆辙。

食物多样化是中国传统饮食结构的另一显著优点，也是非常健康的饮食特点。世界卫生组织和粮农组织提出的解决营养问题的第一条原则就是食物多样化。一个吸收消化功能正常的人，只要做到了食物多样化，就绝对不需要膳食增补剂或保健品等的补充。食物是身体必需营养素的最好补充剂。与人造的或人工合成、提取的保健品相比，天然食物中的

营养素的吸收远优于前者，所以中国人的经验总结叫“药补不如食补”。世界卫生组织和粮农组织还特别推荐植物性食物的摄入，提出了“天天五蔬果”（Five per Day）的口号，即每天争取吃够5种水果和蔬菜。这也是推进食物多样化，维护身体健康的重要措施之一。对因客观条件限制不能做到食物多样化的人群，可根据当地特点，采用特殊人群营养增补剂或食品强化的办法解决营养素缺乏的问题。

因此，为了抵御慢性病的侵袭，一定要尽最大可能维持中国传统饮食结构中高碳水化合物的比例和食物多样化的良好习惯。

*

三控制：控制肉类、油脂、盐的摄入量

随着经济的发展和人民生活水平的提高，我国城市居民膳食中肉、油脂类的量及比例明显增加。此类食物提供的热能所占的比例已大大超过合理的结构。中国传统饮食中盐的使用量也过多。中国有句俗话讲“好厨师一把盐”，就是明显的例子。肉类是高热能食物，许多人已了解，但油脂类单位重量的热能更高，绝大多数人不清楚。每100克猪肉所

提供的热能是 395 千卡，而 100 克油脂提供的热能是 899 千卡，高出 1 倍还多。中国营养学会推荐的每人每天油脂的适宜摄入量是 25 ~ 30 克，而全国 2002 年调查平均每人日摄入 41.6 克，北京市居民每人日摄入量为 83 克，远超过合理的摄入量。2012 年全国为 42.1 克，略有上升。

许多科学研究已清楚表明，过多的盐的摄入造成水、钠在体内的潴留，是引致高血压病的最主要的危险因素之一。中国营养学会推荐的每人日均食盐摄入量为 6 克（约相当于成人拇指盖大小的小汤勺一平勺），而我国居民的平均日摄入量 2002 年为 12 克，超出整整 1 倍。2012 年虽略有降低，但仍高达 10.5 克。

*

四增加：增加水果、奶、谷物及薯类食物

大量科学研究表明，经常进食水果可明显降低患中风、冠心病、肿瘤等慢性疾病的危险度；水果中含有许多抗氧化成分，可延缓细胞的衰老进程；含有的大量维生素可维持细胞的正常分化。美国人有句俗语“一日一苹果，医生远离我。”而中国人，特别是男性同胞普遍认为水果是零食，平时很少吃。要进行膳食成分的科学调整，首先要增加水果的进食量，使水果成为每顿饭必不可少的成分。

牛奶中含有大量的人体所必需的营养素，且极易被身体吸收利用。这一点可以从牛奶被作为 4 个月以内的婴儿的唯一食物（无母乳喂养时）或补充食物得以证明。牛奶中不但含有优质蛋白质、脂肪和碳水化合物，每 100 克牛奶中还含有钙 114 毫克、维生素 A24 微克以及身体必需的其他微量元素。发达国家的居民从出生到老年，每天均饮用牛奶，而

我国一般只有孩子和老人饮用，绝大多数成年人从不喝牛奶。2002 年调查表明，奶及其制品的每日人均摄入量为 26.5 克，2012 年为 24.7 克，仍处于非常低的水平。我国居民日常膳食中钙的摄入量严重不足，如每天能补充 400 毫升牛奶，则正好补足每日钙的需要量。许多人只知吃钙片补钙，却不知道牛奶是天然的、最易吸收的钙源。因此，中国人每日应补充 400 毫升牛奶，这应是膳食革命的重要内容。

谷类中植物蛋白、B 族维生素、不饱和脂肪酸及纤维素的含量较高。薯类为低脂、高纤维、含有丰富矿物质的食物。这些成分均是人体肌肉和神经活动不可缺少的物质。同时多种谷物和薯类的摄入还可以使营养成分互补，更好地满足身体的需求。而近年来，我国居民膳食中除大米、小麦外的其他谷类和薯类的量明显减少。谷类从 1982 年的每人每日 103.5 克降低到 2012 年的 16.8 克；薯类从 179.9 克降到 35.8 克。这种变化趋势，对维持身体的健康十分不利，应尽快逆转。每日膳食中不应只有大米、白面，而应品种尽可能多地进食其他谷类和薯类。

专家提示

科学饮食方针

调整：调整进食顺序，水果应在饭前吃
维持：维持高纤维素摄入，维持食物多样化
控制：控制肉类、油脂、盐的摄入量
增加：增加水果、奶、谷物及薯类食物

总之，中国人当前的饮食习惯必须尽快来一场彻底的变革，恢复原有的健康的膳食结构，增加身体必需的食物种类，把握好每日进食量与消耗的平衡。只有这样，才能消除糖尿病、高血压、冠心病等慢性病发生的基础，较大幅度地降低其发病率，提高全民族的健康水平。

5

吃动两平衡

*

每天消耗量与摄入量的平衡

要保持身体健康，必须既注重运动健身，又注意调节膳食摄入。采取单一措施，均不可能达到满意的效果。

掌握摄入与消耗的平衡必须因人而异。体重指数在正常范围的人，每天摄入量与消耗量应基本相等，而超重和肥胖者每日的摄入与消耗的平衡必须为负值。

*

保持身体健康，必须既注重运动消耗，又注意膳食摄入

在日常生活中，食物的种类繁多，所提供的热量又各不相同；

即使做同一种运动，其消耗量也因人而异。如何掌握好摄入与消耗的平衡，成为我们日常生活中的一大难题。一般人绝不可能靠每日称取食物的重量及计算其热量生活，就是营养学家也做不到这一点。因此，采取一种简易的办法把握好摄入与消耗的平衡，就显得格外重要。

*

摄入与运动消耗能量平衡的简易法则——“两大体、一精确”

这里推荐一种掌握摄入与消耗平衡的简便方法——“两大体、一精确”。

两大体：大体掌握每日进食的食物结构及热能

大体掌握每日锻炼所消耗的热能

一精确：至少每两周称一次体重

*

不同种类的运动消耗比较

要估算每日应有的摄入量及运动消耗量，首先应按性别、年龄、身高和体重从附表 1 中查出每日大致摄入的总热能数和建议每日运动的消耗数，再根据您所选择的运动种类和表 14 中提供的不同运动种类消耗的热能（由于主要是轻体力活动者的消耗不够，这里只给出了对这部分人群的建议摄入和消耗热能数），测算出每日应作这种运动的适宜时间。例如，某人为男性，年龄 50 岁，身高 1.70 米，体重 150 斤，则可以从附表 2 中相对应的行列查出此人每日的建议总摄入量为 2290 千卡，建议运动消耗量为 410 千卡；如为女性，同样身高、体重，则可从附表 6 中查出建议总摄入量为 2160 千卡，建议运动消耗量为 390 千卡。由于这两个人的体重指数均为 25.95，已属一度肥胖，所以每日应有较大运动量。根据建议运动量，再从表 14 中可查出，如作慢跑运动，需进行 50 分钟；快走需一个半小时；中等强度打网球，需一个小时。

*

常见各种食物提供的平均热能规律

准确把握进食的结构与数量也会对健身有所裨益。

而要比较容易地把握好进食的结构，首先必须掌握各类食物所提供的热能规律。在分类研究常见各种食物所提供的热能的基础上，我概括出了常见各类食物提供的平均热能表（表 14 ～表 19），再把它们简化为表 20。

表 14 · 100 克（2 两）蔬菜提供热能表

蔬菜	热能（千卡）	蔬菜	热能（千卡）
葱头	39	豌豆苗	34
扁豆	37	芹菜	31
胡萝卜	37	青椒	23
蒜苗	37	菠菜	22

续表

蔬菜	热能（千卡）	蔬菜	热能（千卡）
圆白菜	22	大白菜	15
茄子	21	黄瓜	15
白萝卜	20	西红柿	12
西葫芦	18	冬瓜	11

表 15 · 100 克（2 两）水果提供热能表

水果	热能（千卡）	水果	热能（千卡）
椰子	231	柑橘	51
枣	122	桃	48
香蕉	91	枇杷	39
猕猴桃	56	梨	32
苹果	52	芒果	32

表 16 · 100 克（2 两）瓜类提供热能表

瓜类	热能（千卡）	瓜类	热能（千卡）
哈密瓜	34	西瓜	25
木瓜	27	南瓜	22
甜瓜	26	白兰瓜	21

表 17 · 100 克（2 两）畜禽肉类提供热能表

畜禽肉类	热能（千卡）	畜禽肉类	热能（千卡）
烤鸭	436	牛肉	193
猪肉	395	鸡肉	167
鸭肉	240	兔肉	102
羊肉	203		

表 18 · 100 克（2 两）鱼虾类提供热能表

鱼虾类	热能（千卡）	鱼虾类	热能（千卡）
带鱼	127	基围虾	101
草鱼	113	黄鱼	98
鲤鱼	109	鲮鱼	95
鲫鱼	108	海蟹	95
河蟹	103	对虾	93

表 19 · 100 克（2 两）坚果（含油）类提供热能表

坚果（含油）类	热能（千卡）	坚果（含油）类	热能（千卡）
核桃	627	西瓜子	573
松子	619	花生	563
葵花子	616	杏仁	514
南瓜子	574		

表 20 · 100 克（2 两）常见食物按大类提供的平均热能表

食物	热能（千卡）	食物	热能（千卡）
坚果仁	600	水果	45
肉类（红）	240	瓜类	25
蛋类	150	蔬菜	22
肉类（白）	100		

从以上表中可以看出，如果我们采用杂食的原则，那么 2 两蔬菜提供的平均热能就是 22 千卡左右。除了椰子、枣和香蕉提供的热能较高外，其他常见水果提供的平均热能为 45 千卡左右。瓜类为 25 千卡左右。畜肉类（红肉）平均约为 240 千卡。鱼虾类（白肉）约为 100

千卡。含油坚果仁类提供的热能较高，约为 600 千卡。

坚果仁是一类常见的食品。不少人把它作为零食，一边看电视，一边大量进食。这种吃法对健康影响很大，这里有必要多谈几句。

知识链接

我们必须肯定坚果仁的营养价值，坚果仁富含各种营养素，如果有人说吃坚果仁对健康肯定有害，这一定是没有科学依据的。根据其内含成分的不同可分为两类。一类是含油坚果，包括花生、葵花子、西瓜子、南瓜子、核桃、榛子、松子、腰果、开心果、杏仁、芝麻等。这类坚果中的脂肪含量多在 40% ~ 65%，其脂肪酸中人体必需脂肪酸含量高，卵磷脂含量丰富，具有一定的补脑健脑作用；其蛋白质含量为 15% ~ 30%，生物利用价值高，可以与谷类蛋白质互补；其 B 族维生素、维生素 E，以及钙、铁、锌、磷等营养素的含量在各种食品中名列前茅。另一类是淀粉类坚果，包括栗子、莲子、白果等，其脂肪含量在 2%以下，而淀粉的含量在 60%以上，易于消化。

美国哈佛大学公共卫生学院营养系的 Hu FB 和 Stampter MJ 等人，对 86 016 名 34 ~ 59 岁妇女 14 年前瞻观察研究资料的分析结果显示，每周吃坚果 140 克（5 盎司）以上的妇女比不吃或每周进食坚果不足 28 克（1 盎司）的妇女，冠心病的发病危险降低 35%。

坚果虽然是营养佳品，但错误的进食方式却可能得不偿失。含油坚果中有大量的脂肪，可提供很高的热能，大量进食可能引起消化不良或超重、肥胖等问题。因此，正确控制坚果的摄入量，才能促进健康，“坚果虽好，也不能贪吃哟”。

建议经常吃一些坚果类食品，种类要杂一些，各样都吃几颗，可获得多种较高质量的营养素。但每天进食总量一般不要超过 25 克（半两）。

在掌握了这些规律后，就可以对每天膳食的量及结构进行较好的计划。

在家吃饭，量及结构一般较易把握。许多人经常在外面吃饭，特别是吃自助餐较多时，把握起来就比较困难。一般自助餐花样品种很多，每样多取一点，就大大超过摄入限量。我请搞营养工作的医生对每日三餐，尤其是吃自助餐时的食物结构比例、量及其提供的热能，做了一个大体测算（表 21、表 22）。根据测算结果，提出了吃自助餐时的把握原则。这就是“8 寸盘，中等量，肉占 1/5，菜（包括豆腐等）占 4/5，不可过于油腻”。吃自助餐时，取完菜后，应低头看看自己盘子里的食物，总体是否符合这一标准，食物的结构比例是否合适。另外，50 ~ 60 岁的中年人一般每天的主食维持在 4 ~ 5 两即可，不可过多，也不可过少。

表 21 · 每餐饮食热能的大约估算值（早餐）

食物	重　量	热　能
鸡蛋（1 个）	50g	80 千卡
牛奶（2 两）	100g	50 千卡
豆浆（2 两）	100g	13 千卡
馒头（2 两）	100g	230 千卡
合　计		373 千卡

表 22 · 每餐饮食热能的大约估算值（中、晚餐）

8 寸盘	重　量	热　能
肉占 1/5	约 100g	200 千卡
菜占 4/5	约 300g	90 千卡
油	约 12.5g	110 千卡
		400 千卡
其他（豆类等）	约 100g	60 千卡

续表

8 寸盘	重　量	热　能
水果	100g	90 千卡
米饭	100g	110 千卡
或馒头	100g	230 千卡
每餐热能	660 千卡	780 千卡
全天摄入总热能	1690 千卡	1930 千卡
	1810 千卡（平均）	

参加公务宴请较多的人可采用选择法控制热能的摄入，即按照合理的结构和比例，只选择菜单中的部分菜肴食用。这样，一方面控制了摄入量，另一方面也减少了对食物的浪费。

以上摄入与运动消耗量只能是大体估算。其实，要较好地把握摄入与消耗的适度平衡，最简单和准确的方法就是经常称量体重，并根据体重的变化情况，调整摄入或运动消耗量，以达到预期的效果。许多人数月甚至三年五载不称体重，偶尔一称，糟了！七八公斤已经长上去了。增加几公斤的体重往往没什么感觉，而要减下来几斤的重量可就不是那么容易的事了，要付出许多的努力。因此，地秤（体重秤）应作为必不可少的家庭保健工具之一。一般人至少应 2 周称体重一次，以及早发现体重变化，及时调整摄入消耗平衡。

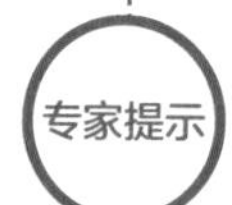

世界卫生组织和粮农组织指出，从青年人到成年人的体重变化，应控制在 5 公斤以内。

我国绝大多数成年人的体重与年轻时相比，均超出了此范围。而且，大多数的超重和肥胖也是在此阶段形成的。因此，让人们从年轻时就注意控制体重，就显得格外重要。

应特别注意的摄入与消耗平衡方面的几个特殊问题。

*

关于补钙问题

人到中年（40 岁或更早一些）骨钙开始丢失，每年丢失全身骨钙量的 0.7% ~ 1%。到 65 岁，女性丢失 35% ~ 50%，男性丢失 30% ~ 36%。而中国人饮食内钙的摄入量不足，平均每日仅 389 毫克左右（正常人每日需摄入 800 毫克），尚缺 400 毫克，钙的摄入又跟不上丢失的速度，使得骨质疏松的发生率大大增加。目前大部分中国人没有喝牛奶的习惯，其实牛奶是补钙佳品。牛奶中钙的含量很高，每 100 毫升牛奶含钙 114 毫克，且钙、磷含量比例也适宜人体吸收（钙、磷比例 2 ∶ 1 最好吸收，母乳最接近，为 2.3 ∶ 1；其次为牛奶 1.4 ∶ 1；羊奶最差，为 0.84 ∶ 1）。如每天能喝 400 毫升牛奶，则摄入不足的钙量正好补上。

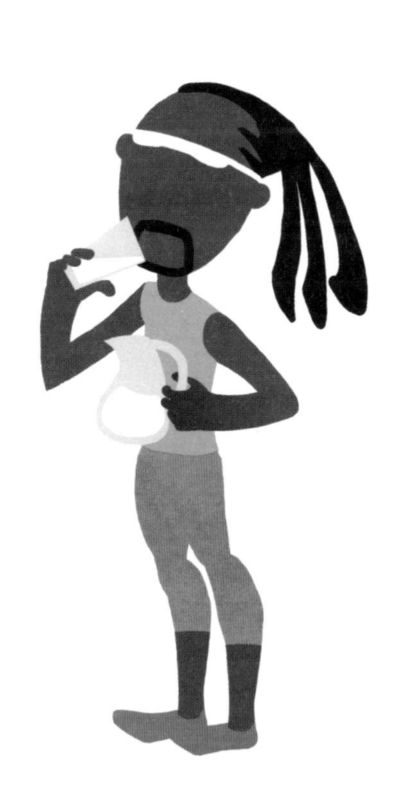

第二次世界大战后，日本政府给中小学生每天中午免费供应一袋牛奶，学生身高明显增加，故在日本有“一袋牛奶强盛一个民族”之说。这样的经验证

明了牛奶对健康的积极意义。

确实有一部分中国人因乳糖不耐受而不能喝牛奶。为了保证钙的摄入，推荐这部分人选择酸奶。酸奶中的乳糖已被发酵分解，就不会再引起腹胀、肠鸣的问题，且钙的含量仍然充足。

豆类食品中的异黄酮有类似雌激素的作用，可以促进钙的吸收。因此，建议中老年人，尤其是女性每日应食用 1 ~ 2 两豆类食品。

*

肥胖者一定要把体重减下来

肥胖一般分为两种类型：苹果型（中间大、两头小）和梨型（臀部大、下肢粗）。一些研究表明，苹果型肥胖，也就是腹部集中大量脂肪者，患心脑血管慢性病、糖尿病的危险性高。“千金难买老来瘦”，说明群众从长期的实践经验中已明确认识到肥胖对身体的损害。但是“瘦”也不是越瘦越好，“物极必反”，保持在正常标准内比较好，过瘦的人易骨折，也容易出现其他运动损伤。

体重指数在 24 ~ 28 之间者，每日能量摄入与消耗的平衡应为负 100 ~ 500 千卡；体重指数大于 28 者，每日能量摄入与消耗的平衡应为负 300 ~ 600 千卡。

*

超重的糖尿病患者适当降低体重非常重要

糖尿病患者的体重不应超过标准体重的 20%，肥胖者至少应减其

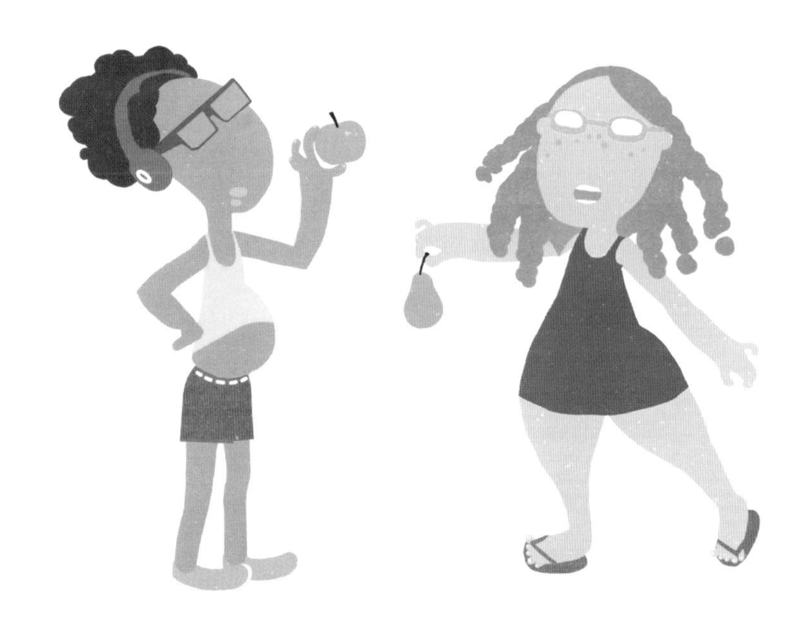

体重的 5% ~ 10%。降低体重后胰岛素的敏感性可显著提高。如果单靠药物治疗，而不将减轻体重作为首要措施，糖尿病的治疗将达不到满意的疗效。已明确诊断的糖尿病患者则应比较准确地测算自己每日的摄入量。

*

注意食物的血糖生成指数

血糖生成指数（GI）是衡量食物被摄入后，引起血糖反应的一项有生理意义的指标。高 GI 食物进入胃肠后消化快，吸收完全，葡萄糖迅速进入血液；低 GI 食物在胃肠停留时间长，吸收率低，葡萄糖释放缓慢，进入血液后峰值低，下降速度慢。因此，了解食物的血糖生成指数，合理安排膳食，对于调节和控制人体血糖水平非常重要。

绝大部分的蔬菜、水果都是低血糖生成指数的食物，每日应按合理膳食推荐量，保证此类食品的摄入；过精的主食 GI 较高，所以应选择粗粮、杂粮和全麦面食品为好。对糖尿病患者和糖耐量低减者来说，要尽量选择 GI 低的食物，以避免餐后高血糖。表 23 列出了常见食物的 GI，供选择食物时参考。

表 23 · 食物的血糖生成指数（GI）

GI 低（小于 55）		GI 中（55 ~ 75）		GI 高（大于 75）	
食物	GI	食物	GI	食物	GI
豆类	20	玉米	55	红薯	76
桃	28	燕麦	55	面	81
苹果	36	荞麦	65	米	83
梨	36	土豆	65		
柑	43	菠萝	66		
葡萄	43	西瓜	72		
猕猴桃	52	南瓜	75		
香蕉	52				

从表 23 中可以看出，南瓜的血糖生成指数较高，已接近高值的低限。因此，糖尿病患者过多进食南瓜是不对的。多年来，许多宣传说“多吃南瓜可预防或减轻糖尿病”，其依据是所谓日本北海道人多食南瓜而很少得糖尿病。2004 年笔者去北海道时专门向当地专家请教了这一问题，他们根本不知这一说法。可见这一说法完全是无稽之谈，以讹传讹。

专家提示

南瓜的血糖生成指数较高，糖尿病患者过多进食南瓜是不对的。

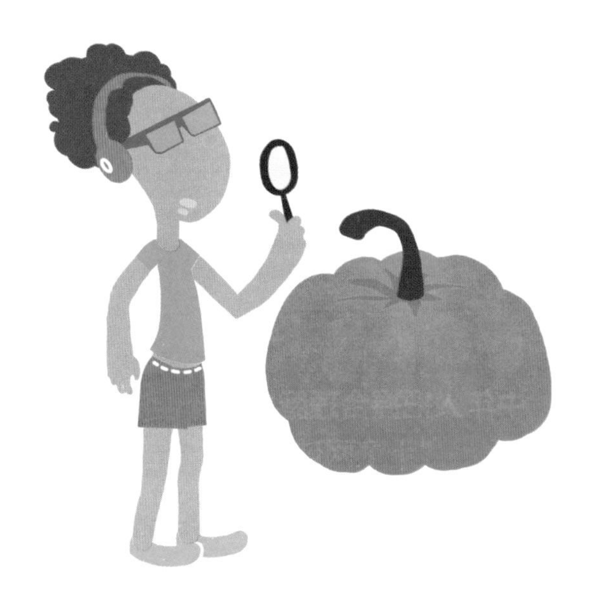

水果中含有维生素、矿物质、果胶等膳食纤维和天然抗氧化物质，对身体十分有益。水果色、香、味俱全，是人们喜爱的食物之一。但因其含有果糖与葡萄糖，使一些糖尿病患者不敢问津。其实，水果中的糖被大量水分稀释，与多种维生素与无机盐混合，又填塞在膳食纤维中，故其密度低于纯糖。所以，对于血糖控制较稳定的糖尿病患者来说，多数水果均可食用，只是要注意进食的水果热能要计算在一日应摄入的碳水化合物总量之内。

*

主张杂食

世界卫生组织和粮农组织提出的第一条解决营养问题的原则就是食物多样化。其好处从积极的方面讲，可均衡摄入各种营养素；从消极方面讲，如果万一哪种食品有问题，因摄入量不多，可避免造成较大伤害。医学专家指出，当前我们缺少的不是营养，而是运动；我们需要的不是补品，而是均衡。营养免疫学家建议：每天如能吃够 15 种以上的植物，从膳食角度讲，您就会有较好的免疫功能。

*

中年人把握合理膳食的简便法则——“十个网球”“四个一”

每天	不超过	一个网球大小的肉类
	相当于	三个网球大小的主食
	要保证	两个网球大小的水果
	不少于	四个网球大小的蔬菜

以上建议十分直观，易于把握。但希望大家不要仅记住一、二、三、四个网球，而且应记住前面的定量词，即“不超过”“相当于”“要保证”和“不少于”。只有全面掌握此原则的含义，才能真正把握好膳食的结构和数量。

另外，还有一些提供身体必须营养素的食物没有包括在以上四大类食物中。因此，每天膳食中还应加入“四个一”。

每天	一个鸡蛋，蛋黄也应吃掉
	一斤牛奶或酸奶
	一小把坚果（干果）
	一副扑克牌大小的豆腐

要增加这几种食物的理由，上文中均已阐明，这里不再赘述。

世界癌症研究基金会和美国癌症研究所集中了全球在营养、流行病和癌症研究方面的21位著名专家，花了5年时间对全球已发表的相关领域的研究文献做了综述、评估，就食物、营养、身体活动和癌症预防方面提出的八条重要建议：

1. 在正常范围内，尽可能瘦（BMI正常值为21～23）；
2. 每天至少30分钟的中度（相当于快走）身体活动；
3. 限制高能量密度食物，避免含糖饮料；
4. 每天至少吃5种蔬菜和水果；
5. 限制红肉摄入，避免加工的肉制品；
6. 饮酒男性每日不超过2份，女性不超过1份（一份酒含乙醇约10～15克）；
7. 每日食盐不超过6克，不吃发霉食物；
8. 强调通过膳食本身满足营养需要，不推荐使用膳食补充剂预防癌症。

以上饮酒推荐量如被换算为常见的白酒和葡萄酒的量，则为：60度白酒每日不超过40ml，13度红酒每日不超过150ml，女性减半。研究指出，在癌症的发病因素中，环境最为重要，而且是可以改变的因素；肥胖是或可能是多种癌症的病因之一。

*

三招解决便秘

便秘是一个常见的健康问题，很多人为此苦恼。其实，只要从生活方式上去调理，大部分中老年人的便秘问题都可以被解决。

第一应调整膳食结构，平常多吃纤维素多的食物，如水果、蔬菜、薯类、谷类食物。水果和蔬菜应占到每日进食量的1/3。每日还应喝至少250ml酸奶。

第二是应增加每日的运动量，特别是走、跑、跳类的活动。此类活动可增加肠蠕动，促进排便。

第三是遵循生理特点，把握好排便时间。早晨起床后，会出现直立反射，饭后会出现胃肠反射，所以抓住早饭后 10 ~ 15 分钟的时间排便，就比较容易。另外，由于白天直肠回吸收水分的功能很强，所以早晨把直肠中的粪便排掉，粪便就不会过硬而易于排出。

*

平衡膳食口诀

先吃水果后吃饭，

每天一顿全素餐，

一斤奶、一个蛋、三个（种）果，

限盐少油多蔬菜，

粗粮细粮交替吃，

合理膳食保健康。

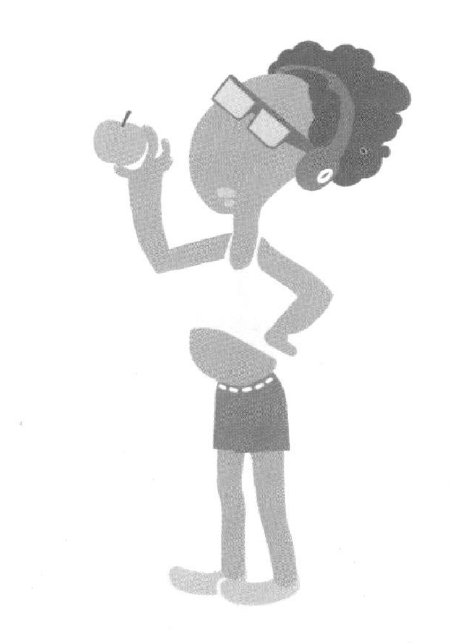

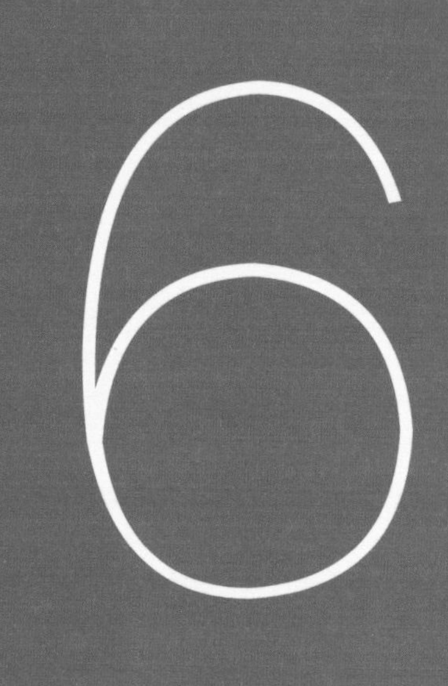

更多健康好习惯

*

关注口腔卫生

我国绝大多数人对口腔卫生不甚注意。即使是在城市，能认真并且正确做好口腔保健的人也是寥寥无几。因此，我国口腔疾病的患病率很高，这种情况在中老年人中更为严重。我国老年人龋齿患病率超过 80%，牙周疾病患病率几乎为 100%，90% 以上老人缺牙。据全国第二次口腔健康调查，65 ~ 74 岁的老年人平均缺失 10 颗牙，42.3% 的老人不足 20 颗牙，全口无牙的老人超过 10%。许多老人因为牙齿的问题，影响了进食，许多食物不能吃，造成营养缺乏，严重影响了身体健康。另外，中年人的口腔健康问题也不容忽视。我国 35 ~ 44 岁中年人牙龈出血的检出率达 77.3%，牙石检出率高达 97.3%，而牙周健康率仅为 14.5%。这均说明从青年时期起就应格外关注口腔卫生问题。

人到中老年，颌骨可出现骨质疏松，牙釉质易产生微裂和部分崩落。由于牙周疾病的侵害，牙龈萎缩，牙槽骨吸收，牙齿松动、缺失或移位，牙间隙增大，食物容易嵌塞。这些问题进一步造成菌斑滞留面积增大，牙结石形成增多，牙周炎多发；龋病除对牙冠的破坏之外，也破坏暴露的牙根，使得牙根面龋病明显增加。因此，中老年人应特别注意保持良好的口腔卫生，防止食物嵌塞和牙菌斑、牙结石的形成。最好每半年做一次检查并请医生清洁一次牙齿，缺失的牙齿也要及时镶上，防止严重口腔疾病的发生。

*

牙周炎是心脑血管病的独立发生因素

现代医学研究证明，牙周病也和高血压、高血脂、吸烟和缺乏运动一样，是引发心脑血管病的一大独立危险因素。世界顶级医学杂志——《新英格兰医学杂志》2007 年 3 月发表了英国伦敦大学研究人员的报告。报告指出，“牙周炎”会引致牙齿松动，咀嚼时可把致病菌及其毒素挤压到血管和淋巴管中，引起血小板变性和凝血机制改变，形成血栓堵塞血管。日积月累也会形成动脉硬化，甚至引发心肌梗死等疾患。这是科学家首次确认牙周病和心脑血管病之间的直接因果关系。

*

建议每顿饭后都应清理牙缝隙并漱口

清理牙缝隙最好使用牙线。正确的牙线使用方法是，取 20 ~ 25

厘米长的牙线，将线的两端合拢打结形成一个线圈，或取约 30 厘米长的牙线，将线的两头各绕在左右手的中指上，拇指和示指或用两示指绷紧牙线（清理右上后牙用右拇指及左示指，左上后牙相反；清理下后牙时用两个示指），拉锯式地轻轻通过两牙的接触点并深入到牙龈边沿，然后紧贴牙面上下拉刮。每个牙面拉刮 3 次左右，即可清除牙菌斑和食物残渣。用牙线清理口腔后部的几颗牙齿缝隙较困难，可反复练习、使用，摸索掌握清理方法。

另外，还可使用牙间隙刷（一种微小的瓶刷式毛刷，大的口腔医院有售）或一种前端带有小齿的较纤细的塑料牙签清理牙缝隙。一般不要用较粗的木质牙签，经常用它可能损害牙龈并使牙缝隙增宽。

早晚认真刷牙对保持良好的口腔卫生也很重要。刷牙的方法要正确，特别是要将牙龈边沿牙面上的菌斑刷掉。将牙刷刷毛放在牙颈部，与牙长轴呈 45 度角，轻轻左右颤动，然后上牙从上往下刷，下牙从下往上刷；牙齿里、外及咬合面均要刷到，特别要注意刷到最里面的牙齿。最忌讳来回横向拉动的刷牙方式。这种刷法容易造成牙颈部的楔状缺损，从而严重影响牙齿健康。每次刷牙的时间一般不少于 2 分钟，但也不要超过 3 分钟。刷完后用舌头舔一下牙面，牙面光滑即可。最好选用含氟牙膏刷牙，既能清除牙菌斑又能使氟化物接触牙面预防龋齿。

除认真刷牙以外，还应少喝含糖饮料和碳酸饮料；不吸烟或尽早戒除吸烟习惯；每年洗牙一次；至少进行一次口腔健康检查；有牙齿疼痛、牙龈出血等疾病症状时及时就诊并及时修复缺失牙齿等。

总之，保持良好的口腔卫生对维护身体健康，特别是中老年人的身体健康格外重要。牙齿健康会减少老年人患胃病、心脏病和脑血管病的危险。健康的咀嚼也会使老年人思维敏捷。健康长寿需要健康的牙齿，健康的牙齿也是促进健康长寿的因素之一。希望每个人都能注意自己的口腔卫生，不要出现“以前有牙没饭吃，而现在有饭没牙吃”的局面。建议老年人保持饮茶的好习惯。茶叶中含氟多，有利于预防龋齿。

*

每日展放歌喉

唱歌是一种非常好的保健措施。首先，唱歌可以转移脑部的兴奋灶，缓解脑力劳动的疲劳，使你的工作更有效率；其次，唱歌可缓解精神压力、消除紧张，改善机体的免疫状态。另外，唱歌还可以改善肺部的功能，增加通气量。人在静息的状态下，肺内有 1/3 的残气是不交换的。唱歌时，尤其是唱长拖腔时，肺内的空气全部被逼出，换入新鲜空气，可增加血液中的氧气含量，改善机体功能。最后，唱歌、特别是唱戏时必须记忆唱词，从而增加用脑的机会。国际研究表明，经常用脑可防止或延缓老年痴呆的发生。因此，唱歌有诸多益处。希望大家都能给自己寻找时间，建立每天唱唱歌的好习惯。

*

坚持每年查体

当前，我国慢性病的发病、患病率在持续上升，心脑血管病已成为国民疾病致死的第一位的原因，而且年轻化的趋势非常明显。例如，现在的“中风”病人中，40 ~ 64 岁的中年人占了近 50%。我国现有

1100万的“中风”病人。世界银行预测，如不改善防控现状，到2030年，我国将会有3100多万“中风”病人。“中风”不但引致早死，还会导致残疾，严重影响存活患者的生命质量。心脑血管病的病理变化，在体内有一个积累的过程。在这个过程中，一般没有明显症状，往往引不起注意。当病变积累到一定程度时，会突然发病，使人促不及防。所以我们应在建立健康的生活方式、从源头上预防这些疾病的基础上，建议30岁以上人群每年进行体检，特别关注并查清血压、血脂、血糖等引发心脑血管病的危险因素的状况，以便及早应对。

*

及早控制风险

部分人群即便是知道了自己的血压、血脂、血糖不正常后，仍没有引起足够的重视。总认为血压高一点无非是头晕、身体不舒服一点，血糖高无非是尿糖多一点等，不重视这些问题的控制。殊不知经常性的血压增高，会使脑动脉的分叉处逐渐鼓出一个像气球的小包来，这就是血管瘤。我们的脑动脉的血管壁本来就很薄，而这些脑动脉瘤的血管壁就更薄。血压控制不平稳，反复的血压增高，会造成脑血管瘤的突然破裂，大量血液进入脑实质。这种情况会造成极高的病死率和严重的残疾。另外，长期的血糖升高会造成全身血管内皮的损伤，从而引发心、肝、肾、脑、眼睛等重要脏器的病变。所以，及早对发现的危险因素予以有效控制，就可以延缓危险因素的进展，延迟甚至是预防重大慢病的发生。

7

推荐几种运动项目

*

模拟跳绳

传统观念认为，跳绳可能会损伤关节。其实，跳绳不是高冲击运动，而是低冲击运动。跳绳时对膝关节的冲击力只相当于跑步的1/7 ~ 1/2。一般不必跳得很高，脚跳离地面不应超过 3 厘米。跳绳有很多好处：可改善心脏状况，增强主要肌肉组织和膝关节周围小肌肉及韧带的强度，甚至可以改善这些部位已存在的问题；还可减轻骨质疏松，并增强协调性、灵活性、平衡感。跳绳不受条件限制，任何时间、地点都可进行。每分钟 120 ~ 140 次的跳绳，30 分钟可消耗 300 ~ 500 千卡热能，对保持体重和减肥有很好的作用。所谓“模拟”跳绳，就是在室内进行的类似跳绳的运动。锻炼者手中并不拿绳，仅仅是模仿跳绳的动作，让身体运动起来，动作要领完全与跳绳一致。比较好的跳法是

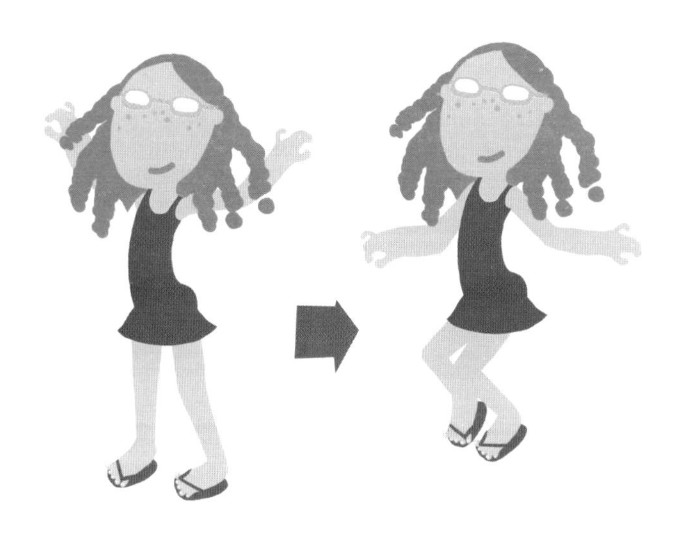

单脚交替跳动和双脚同时起跳轮流进行。这样不但跳动的频率高，而且两种动作交替，可以跳动更长的时间。刚开始练习时，跳3～5分钟即可，然后逐步增加。

*

哑铃操

如果缺乏体育锻炼，多表现为肌肉松弛，特别是肩、腹、背部的肌力下降，皮下脂肪增多。哑铃操是有针对性地解决这些部位，特别是肩臂部肌力的很好的锻炼方法。持哑铃进行健身锻炼，不受场地和气候的影响，所以实用性强；由于哑铃操动作简单易学，而且锻炼效果显著，因此许多健身者都把它作为自己的一种主要健身方式，应用非常普遍。哑铃的重量应该以一次可以连续举起10～15下为宜。当然，刚开始做时的重量应该更轻一些，循序渐进，逐渐增加重量。

哑铃操可以根据自己的身体特点进行设计、组合。下面介绍几种主要的锻炼姿势：

（1）两手交替前平举

两脚开立，两手持哑铃，直臂垂于体侧，拳心向后。然后两臂直臂交替向前平举至与肩平行。这个练习主要发展三角肌，特别是三角肌前部的肌力，同时也锻炼前臂肌群的力量。

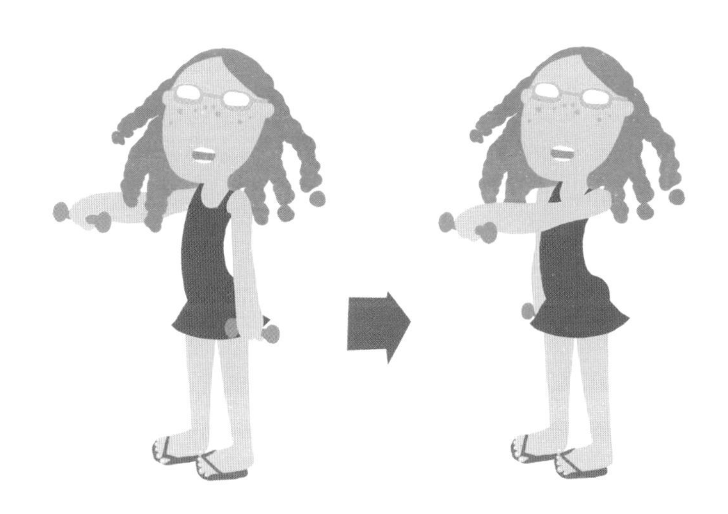

注意事项

练习时身体要保持正直，不能因手臂用力而随之前后晃动。这一练习也可以做成两手同时前平举。

（2）直臂侧平举

两脚开立，两手持哑铃，两臂体侧垂直，拳眼向前。然后两臂直臂用力向两侧上举至与肩平行。这个练习主要发展三角肌，特别是外三角肌的力量。

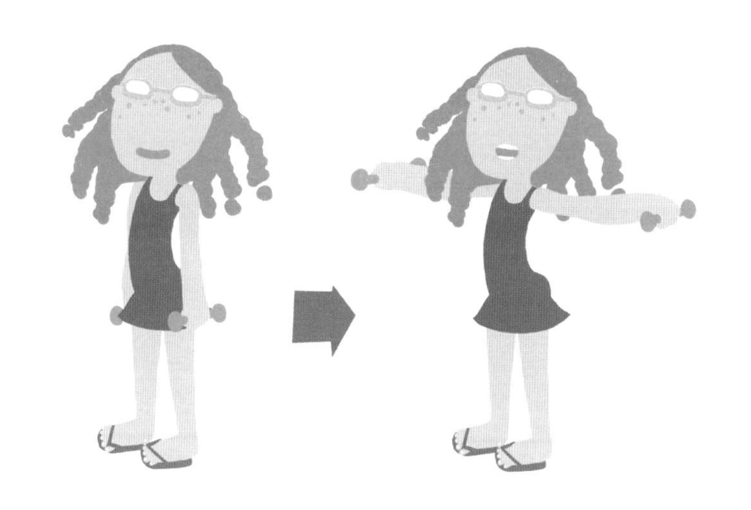

注意事项

练习时上体始终保持直立。上举时肘部略微向前弯曲，当手的位置与肩齐平时稍停，还原的速度稍慢。

（3）俯立两臂侧平举

两脚左右分开宽于肩，上体前屈与下肢成直角，身体呈俯立状，两手握哑铃，两臂自然下垂，拳眼向前。然后两臂用力向侧平举至手部稍高于肩的位置。这个练习主要发展三角肌的力量。

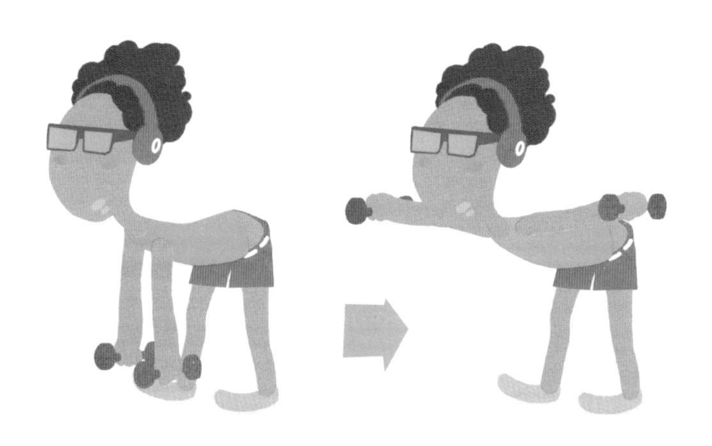

两臂用力侧举时，上体应保持直角，腰要绷紧，上体不能因手臂用力而上下摆动。

（4）仰卧侧绕举

仰卧长凳上，两手持哑铃，拳眼相对，两直臂置于体侧。然后两臂直臂经体前交叉往头后举起直至头后，然后两臂再经体前交叉还原。

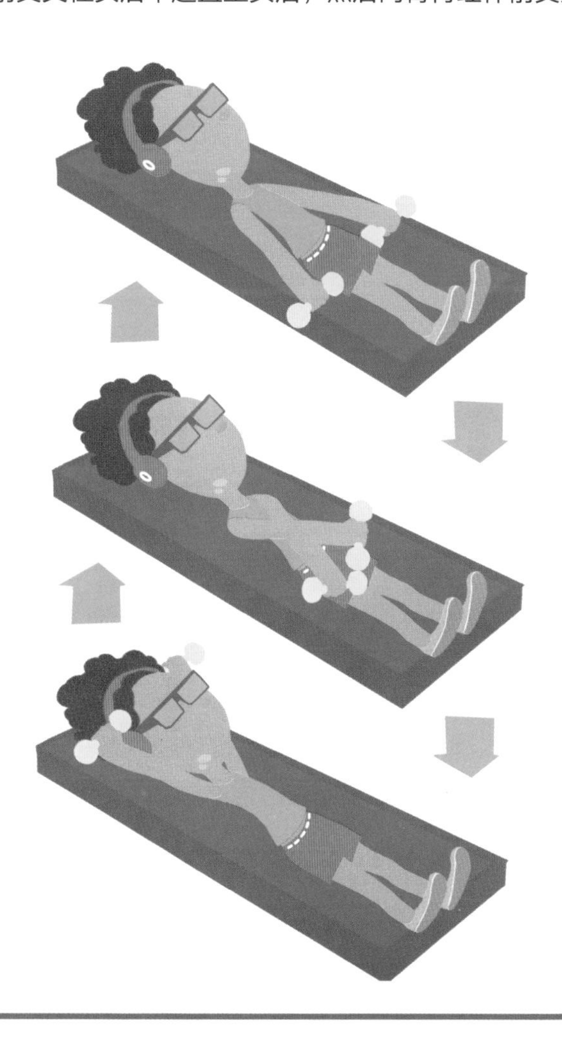

这个练习主要发展肩部肌群的力量，对胸大肌和背阔肌也有促进发展作用，还能增进肩关节的柔韧性。

练习时动作节奏要稍缓，两手交叉时避免哑铃相撞。此动作也可两臂分开练习。

（5）两手弯举

坐在凳上，上体挺直，拳心向前，两上臂紧靠拢身体。然后两手臂同时用力使肘部弯曲，将哑铃举起至双肩下处。这一练习也可以采取站立姿势，用拳眼向前的方法进行练习。这两个练习主要发展肱肌和肱二头肌的力量。

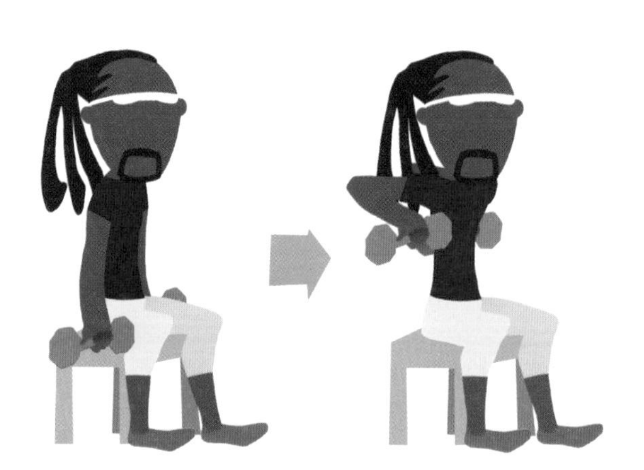

注意事项

两臂用力要均匀，上体不能因手臂用力而前后晃动。

（6）直立交替推举

两脚开立，两手握哑铃，拳心相对，将哑铃提至肩际，然后两臂交替上举哑铃。也可两手同时推举。这个动作主要发展肱三头肌和三角肌的力量。

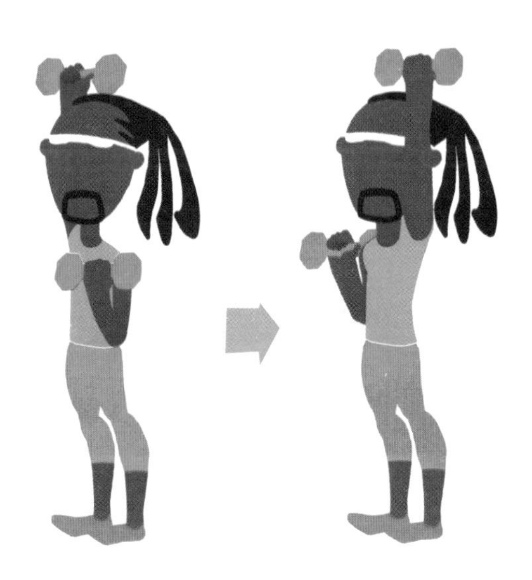

（7）仰卧飞鸟

仰卧，两手握哑铃，拳心相对，两手直臂置哑铃于胸上方。然后两臂略弯曲，将上举的哑铃往身体两侧拉下至与肩平，随即两手直臂将哑铃用力向上收拢至胸上。这个练习主要发展胸大肌的力量，对三角肌、背阔肌的发展也有效。

将哑铃由上举向侧拉下时，应控制速度，避免突然拉下。用力上举哑铃时要避免两哑铃相撞。

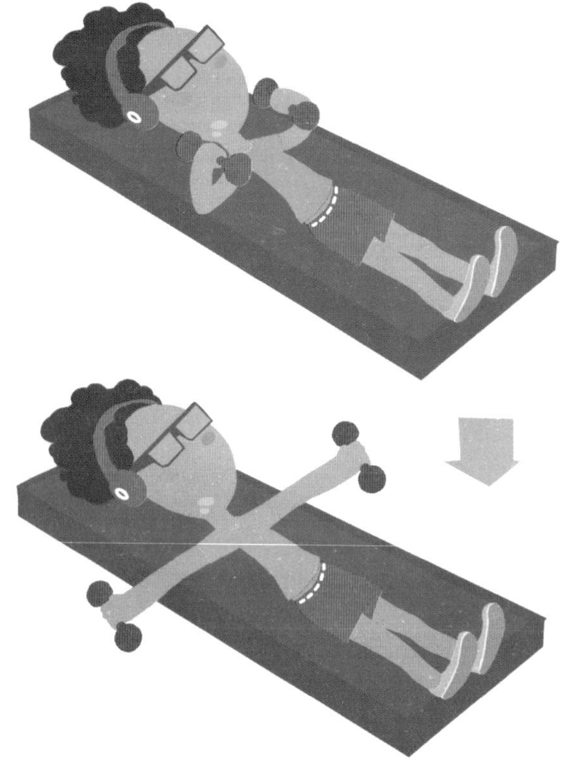

（8）头后屈伸臂

站立。两脚间距离等肩宽。双手各持一哑铃，拳眼向前。双手举起哑铃至最高点，而后肘关节弯曲向后，将哑铃放置在肩后部。

上臂后部（肱三头肌）用力，把哑铃举至最高点，全臂伸直。这个练习主要增强肱三头肌的力量。

上身不要晃动。上举时手臂尽量伸直，向后下放哑铃时上臂保持不动，尽量放至最低点。此动作有一定的危险度，不推荐用较重哑铃操作。

*

拉力器的健身方法

拉力器是经常出差人员坚持锻炼的一种实用的健身器械。它小巧，易于携带，可以替代哑铃做各种上肢及肩、胸部的锻炼。

弹簧拉力器由一对把柄和几根可以拆装的软弹簧组成。使用时，练习者可以按自己的需要安装上适宜数量的软弹簧来确定力度。它是一种发展上肢及肩带部位肌肉力量效果很好的健身器械。

下面介绍几种拉力器健身方法：

（1）直臂扩胸拉

两脚开立，两手握牢拉力器两端，两臂伸直前平举。拉力器放在与肩同高位置，然后两臂用力做扩胸振臂，稍停后还原成两手前平举。这个练习主要发展斜方肌和三角肌的力量。

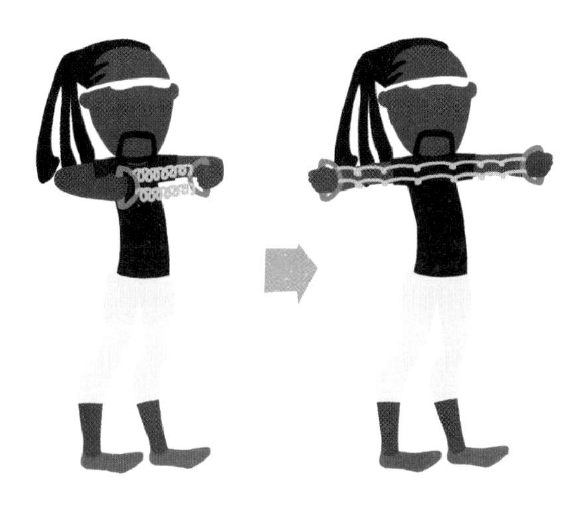

（2）双臂侧平举

两脚开立，两脚脚掌踩住左、右两副拉力器一端的手柄，两手臂下垂于体侧，两手握住拉力器另一端的手柄。然后两手同时用力，直臂向两侧平举。这个练习主要发展三角肌中束的力量。

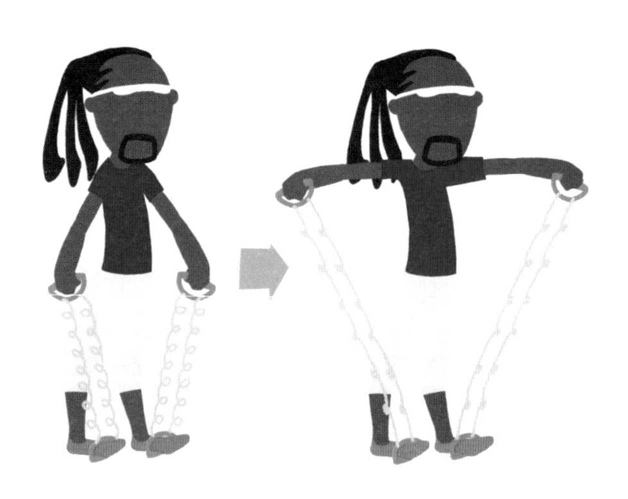

注意事项

两手侧平举时，双手应举至比肩略高的位置，此时应稍停一下，然后再还原两臂至体侧。

（3）两臂前平举

两脚开立，两脚脚掌各踩一副拉力器一端的手柄，两手各握住一副拉力器另一端的手柄，两臂自然下垂于体前靠前位置。然后双手直臂用力向前平举。这个练习主要发展三角肌中后肌的力量。

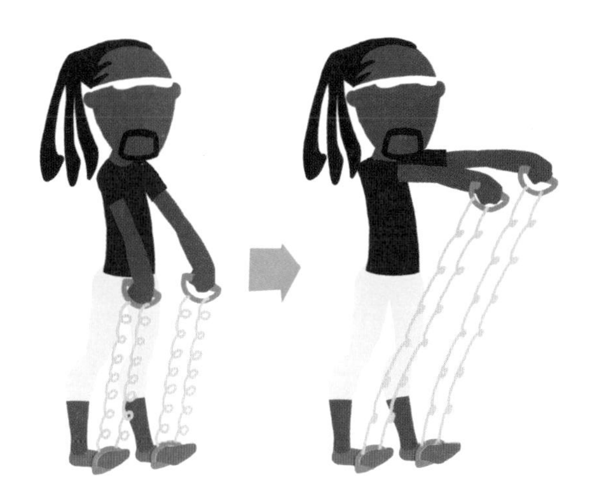

注意事项

两臂用力前平举时，两肘部可以略向外转，两手举至平于肩时应稍停，然后控制速度还原。

如果自己的力量不够大，以上两种姿势亦可采取坐位练习，使拉开的距离短一些。

（4）直立弯举

两脚开立，两脚脚掌踩住两副拉力器一端的把柄，两手各握住拉力器另一端把柄，拳心向上，两肘微屈。然后两臂用力弯举至两手与肩齐平。这个练习主要发展肱二头肌的力量。

注意事项

应始终保持上体正直姿势，不能前后摆动。整个动作应用快速的节奏完成。

以上（2）、（3）、（4）3 种运动均可两侧分开练习。

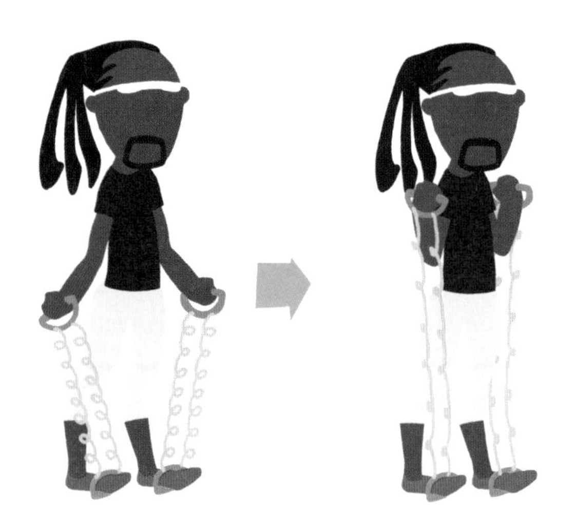

（5）坐位内收

坐位，腿向前外侧伸直，脚蹬住拉力器一端的手柄，手持另一端手柄，略屈臂向对侧胸前拉，稍停后再还原。这个练习主要发展胸大肌、肱二头肌和前臂肌肉的力量。

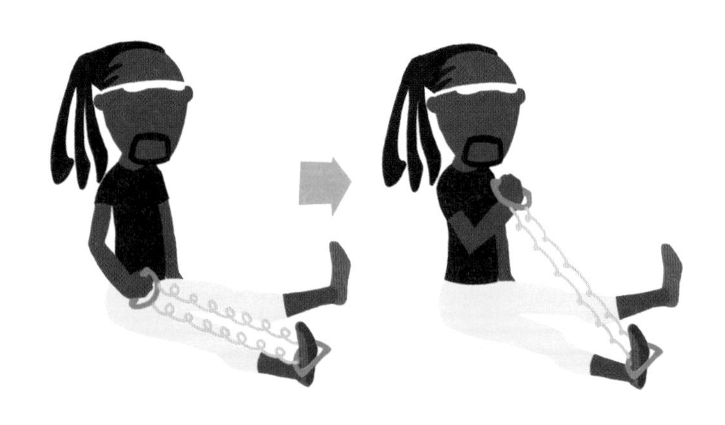

*

垫上运动

增强上身肌肉强度和耐久力最重要和最有效的方法之一，就是以体重作为阻力做运动。垫上运动是加强上肢及腹、背部肌肉力量的有效锻炼方式之一。

（1）俯卧撑

一般人都知道如何去做俯卧撑，但往往因为双臂的力度不够而使动作变了形（如头、胸部先被推起而臀、腹部滞后），从而影响了锻炼效果。在这种情况下，可先手扶在凳子上或床边上推举，或以膝盖为支撑点推举，以减轻推举的重量。上臂力量较大者，可将脚部垫高，加大负重力度推举。根据年龄不同，通过锻炼，男性应当能一次连续做 25 ~ 50 个，女性应能做 7 ~ 14 个。

（2）仰卧屈身

是锻炼腹部肌肉的一种方法，一般称为仰卧起坐。其实练习时不应坐起。

正确的仰卧屈身练习由以下 3 种姿势组成：

仰卧屈身：面朝上平躺，双手掌指呈杯状置于耳后。双脚并拢，平放在地板上，离臀部约 15 厘米。膝盖弯曲，约呈 45 度角。下身不动，使躯干上部朝膝盖方向上卷，直至感到肩胛已尽量离开地面。只有肩部抬起，背部不能抬起。感到腹部收紧，坚持一会儿，然后回到初始位置。两个动作间不要放松。

交叉仰卧屈身：以仰卧屈身姿势面朝上平躺，双脚平放地上，双膝屈起，双脚分开约与胯同宽，掌指呈杯状置于耳后。抬起躯干，使肩和肩胛离开地面，但并不停住，而是微微扭身向左膝方向，坚持紧张状态几秒钟，然后回到初始位置。重复一次，不过这次扭身向右膝方向。两个动作间不要放松。

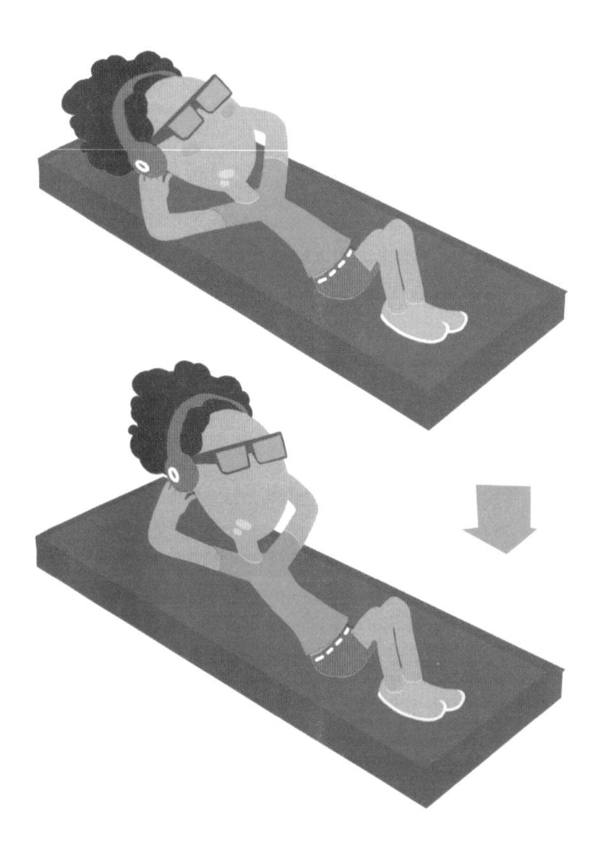

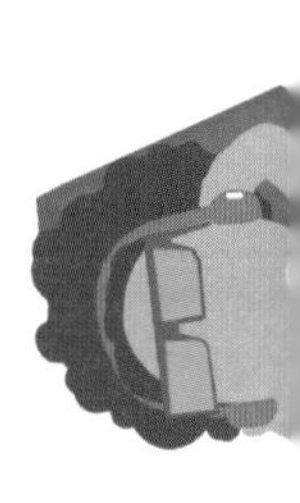

侧仰卧屈身：面朝上平躺，膝部弯曲，双手掌指呈杯状置于耳后。保持上身平躺，把双腿尽量侧向右侧，躯干下部侧卧。抬起躯干上部直至肩胛离开地面并使左肩部向左臀部靠近。注意使腹斜肌紧张并坚持屈身姿态几秒钟。然后回到初始位置并开始下一动作。在屈身之间不要放松，保持腹部紧张。在身体右侧完成一组动作后，转向左侧继续。

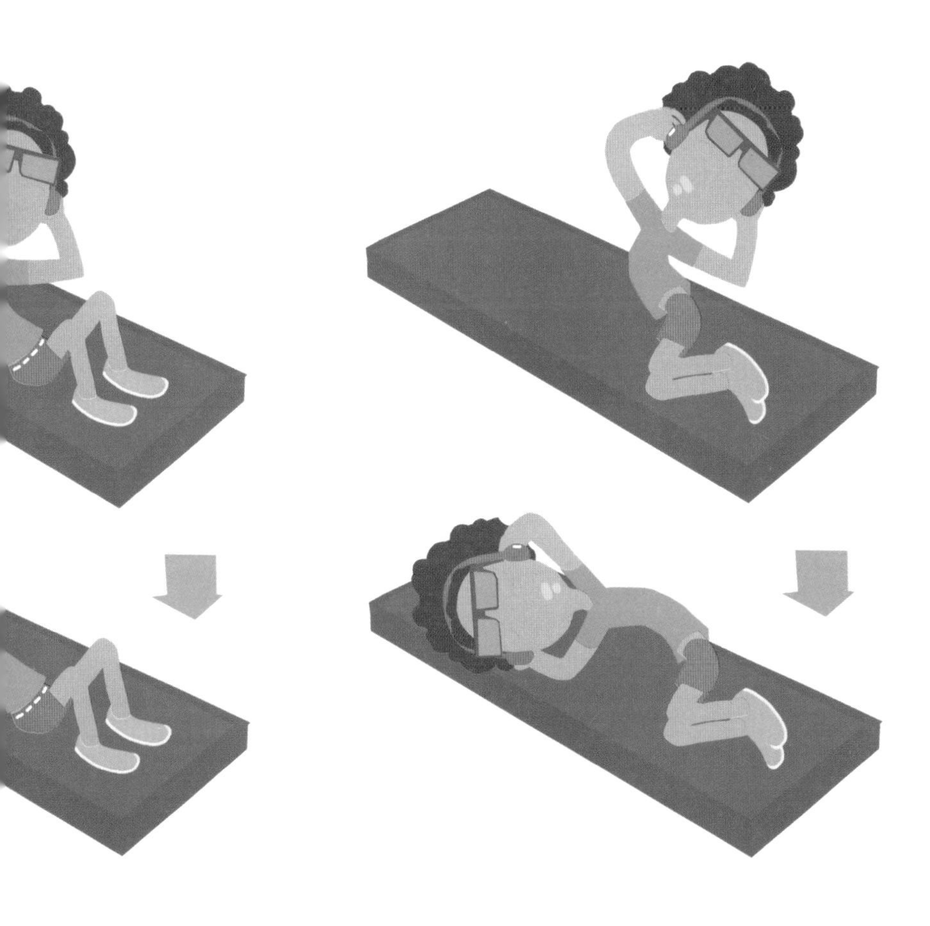

*

静坐状态下的微运动

是指坐飞机、汽车、火车等长途旅行，或者是在办公室等场合，不适合做大幅度运动时，可以做以下微运动。这些运动不但可以锻炼肌肉，而且还可以防止血栓的形成。

第一，转头运动

颈部直立，头部向左侧转动到不能转时，再稍用力继续推动颈部转动幅度加大一点，然后还原至面向正前方位置。再用同样方法向相反方向转动。回到正面向前位置后，先向后仰头，然后再低头。以上动作共为一组。连续八组。

第二，颈部肌肉轻松对抗

双手交叉，十指相扣，放在枕部和后颈部交界处；头部向后用力，而双手往前用力，每次持续 3 秒，然后放松 3 秒。连续做十次。锻炼颈部肌肉。

第三，十指相扣对抗

双手十指弯曲上下相扣，相互用力拉动对抗，每次持续 3 秒，然后放松 3 秒，连续 10 次。锻炼肩背部肌肉。

第四，掌拳对推对抗

一只手握拳，顶住另外一手掌心，用力对抗，持续 3 秒，放松 3 秒，连续 10 次。锻炼胸大肌。

第五，腕部推拉对抗

先用左手握住右拳，左手向下压，右手向上收，两手对抗，持续 3 秒，放松 3 秒，连续 10 次。然后交换左右手位置再做一组。锻炼全臂肌肉。

第六，手指对抗

半握拳，左手手指的里面贴住右手手指的外面，左手用劲向里握，右手手指向外推。持续 3 秒，放松 3 秒。重复十次。然后交换左右手位置再做一组。锻炼握力。

第七，提肛运动

双手交叉放在丹田位置，均匀呼吸，做收缩肛门运动，收缩 3 秒，放松 3 秒，连续 10 次。增强骨盆底部肌肉的力量，促进盆腔血运，预防痔疮。

第八，腿部肌肉对抗

用左脚踝前部顶住右脚踝后部，左小腿向前发力，右小腿向后发力，做肌肉对抗运动，持续 3 秒，放松 3 秒。连续十次后交换左右腿前后位置再做一组。锻炼大腿肌肉。

第九，足部运动

双脚尖翘起，持续 3 秒，放松 3 秒，重复十次。然后双脚跟抬起，双脚尖着地，持续 3 秒，放松 3 秒，重复十次。锻炼小腿肌肉。

第十，呼吸运动

深吸气，将气流导入后腰部，让膈肌充分张开，然后呼出，连续十次。

以上第二至第十项运动每项争取做 3 ～ 4 组，每组间休息不超过 1 分钟。

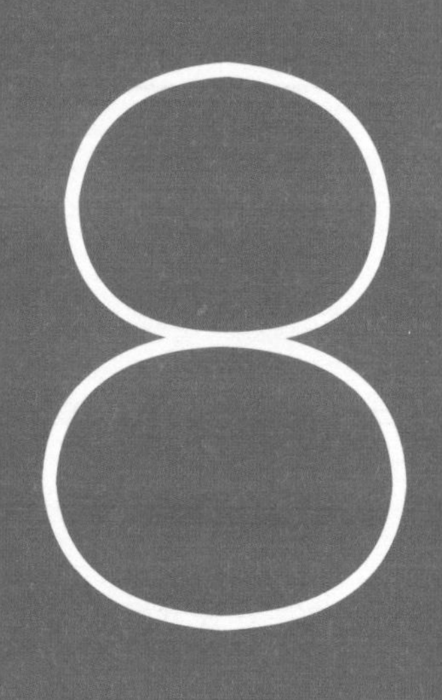

中国人需要一场行为革命，养成好习惯

当今世界许多疾病的发生都与不健康的生活习惯和行为密切相关，科学家把这类疾病统称为生活习惯与行为疾病。在我国，影响国民健康的生活习惯与行为存在范围非常广、种类非常多，一般的变革不可能产生明显效果，必须进行一场涉及面广、内涵深刻，甚至是脱胎换骨的“行为革命”，才能真正达到提高国民健康水平的目的。

习惯 1
分离人和畜禽混杂的生活环境——转变传统积习

人类的许多疾病都是由动物，特别是畜禽传播而来。目前全球已发现 200 多种疾病是人畜禽共患病，其中，我国就有 120 种左右。要防止这些疾病传染给人，首要之举是分开人与畜禽的生活环境。

如今，在我国许多农村地区，人与畜禽混杂，相互间接触十分频繁，

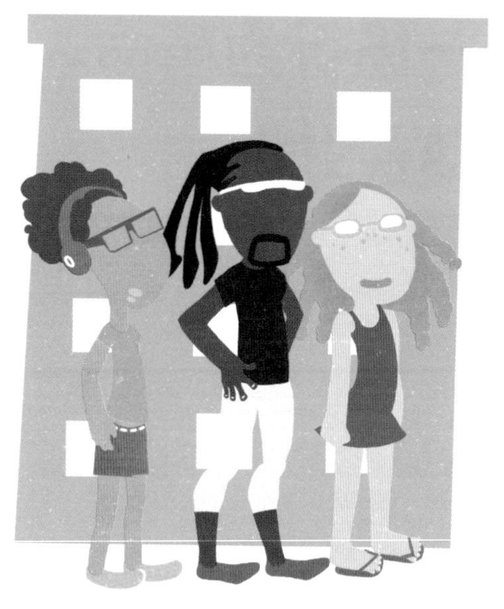

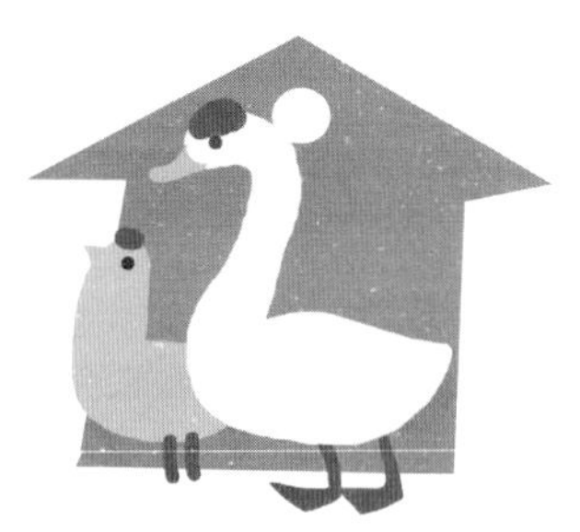

绝大部分畜禽粪便没有经过无害化处理，因此，一些病原微生物在环境中大量存在。这是在卫生与健康方面我国与发达国家最主要的差距，也是影响民众健康的重要因素。

在我国农村，人均居住面积比较大，再加上庭院的空间，做到人畜禽生活环境分离完全有条件。当前这种混杂状况主要缘于传统习俗与旧观念。

党中央和国务院提出了加强社会主义新农村建设的重大历史任务，强调“引导和帮助农民切实解决住宅与畜禽圈舍混杂问题”。如果各级政府对此问题给予足够重视，加大宣传、教育、指导和帮助的力度，及早分离人与畜禽的生活环境，就会明显减少人感染高致病性禽流感等人与动物共患病的发生和传播。

习惯 2
让讲卫生成为一种习惯——要有危机意识

不良的生活习惯是导致各种传染病与地方病发生的主要原因。除了我们熟悉的甲肝、乙肝等传染病外，近年来新出现的陌生疾病，无论是 2003 年的“非典”，还是 2005 年主要发生在四川的人感染 Ⅱ 型猪链球菌病等，无不与卫生习惯相关。

良好的卫生习惯是防止疾病传播和患病的重要手段。它们包括：吃东西前、便后用流动的水洗手；不喝生水；不生吃、半生吃淡水鱼、河蟹（醉蟹亦属生吃范围）、蝲蛄、近海海鲜（牡蛎、毛蚶、蛏子等）以及猪、牛等畜肉；不宰杀、加工、食用病死畜禽肉；不捕杀、烹饪、食用野生动物；加工、储存食物时应做到刀具、砧板及储存器具生熟分开；居室与工作、学习环境保持良好通风；不随地吐痰，打喷嚏、咳嗽时应该用手帕或纸巾捂住口鼻；不吸烟、不酗酒；不沾染毒品；遵守性道德等。

习惯 3
科学健身与适当增加运动量——预防慢性病发生

当前，许多慢性病发病率上升，缺乏体育锻炼是一个重要因素。

以 2 型糖尿病为例，得这种病的一个主要原因是肌肉的减少。从 30 岁左右开始，人体的肌纤维每年以 1.5% ~ 2% 的速度减少。肌纤维的减少直接引致胰岛素受体（很大一部分在肌肉细胞膜上）数量的减少。2 型糖尿病的初期，身体分泌的胰岛素的量并没减少，而是因为受体数量的减少使胰岛素的作用发挥不好。为此，胰腺就代偿性地增加胰岛素分泌量，久而久之，胰腺功能衰竭。此时，患者就需要注射胰岛素治疗了。所以中老年人加强体育锻炼，对预防 2 型糖尿病非常重要。体育锻炼一方面可延缓肌纤维的减少速度，同时可使肌纤维增粗，肌细胞膜面积增大，从而使胰岛素受体增多，使同等量的胰岛素发挥更好的降糖作用。此外，体育锻炼还可增加机体对糖的利用，减少对胰岛素的需求。所以，通过增加体育锻炼和合理安排膳食可以预防 80% 的 2 型糖尿病。

体育锻炼还有预防冠心病，改善骨质疏松，提高机体免疫力和降低部分肿瘤（如直肠癌、乳腺癌、前列腺癌）发生率的作用。

近年来对体育锻炼作用的研究结果表明，体育锻炼还可减轻和改善脂肪肝、动脉硬化等的程度，甚至可使冠状动脉内已形成的沉积斑块减小或消退。体育锻炼应在科学规律的指导下进行，否则会得不偿失或适得其反。

习惯 4
合理调整膳食结构与摄入量——落实“八字方针”

“合理膳食”是世界卫生组织提出的健康四大基石之一。虽然，政府的组织、推动，科学界的研究和科普知识的宣传，市场的引导在改变人们的行为方面会起到一定的作用，但进食是个人行为，能否做到合理膳食，个人的观念、行为、习惯仍起决定性作用。外因只是变化的条件，内因才是变化的依据。从这个意义上来说，上述膳食方面存在的问题必须主要靠我们每个人自己行动起来加以改变。

根据我国居民膳食中现存的主要问题，当前要做到合理膳食，就要遵守“调整、维持、控制、增加”这“八字方针”。

调整——即改变进食程序，把水果放到饭前吃；

维持——即要保持中国传统膳食高纤维素和食物多样化的特点；

控制——即要减少食盐的摄入量，减少城市居民肉类、油脂的摄入量，控制好农村居民这两种食物的增长量；

增加——即要加大水果、蔬菜、奶类、谷物及薯类的摄入量，以保证必需营养素的摄入。

习惯 5
拒绝危险行为——学会自我保护

艾滋病是一种对人类健康和生命有严重威胁的传染病。一旦感染，目前尚无彻底治愈的办法。近年来艾滋病在全球广泛传播，感染和发病人数增长很快。据调查，2005 年我国新发艾滋病感染 7 万人左右，平均每天新感染约 190 人。联合国前秘书长安南把艾滋病和恐怖主义并提为人类当前面对的两大威胁，可见国际社会对这种疾病的重视程度。染上艾滋病的主要原因是多性伴和无防护措施性行为（包括与艾滋病毒感染者或与健康状况不清楚者发生不使用安全套的性行为）以及静脉共用针具吸毒。所以，每个人都应该完全拒绝这些对生命和健康有高度威胁的行为，从而遏制艾滋病的流行与蔓延。

切记

1. 预防慢性病，保证身体健康，除了采取健康的生活方式以外，别无他法！

2. 健康靠行动，健康的钥匙就在您自己手中！

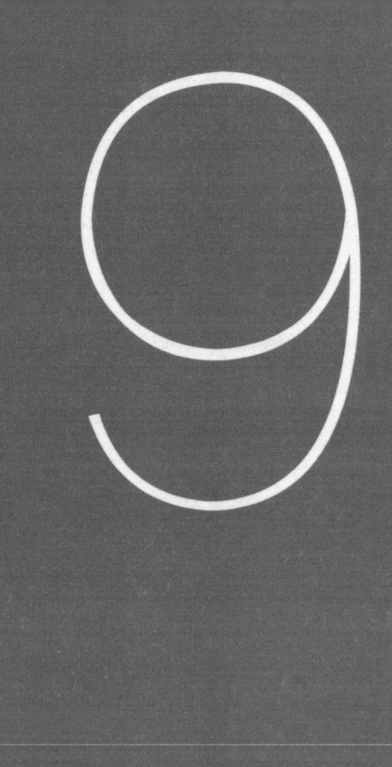

附表

附表 1 · 男性（35 ~ 44 岁）建议每天能量摄入量与体育锻炼运动量表

身高（厘米）	体重（斤）	体重指数	建议摄入量（千卡）	建议运动量（千卡）
160	110	21.48	2050	190
160	115	22.46	2090	200
160	120	23.44	2080	250
160	125	24.41	2080	300
160	130	25.39	2070	350
160	135	26.37	2060	400
160	140	27.34	2050	440
160	145	28.32	2050	490
160	150	29.3	2090	500
165	110	20.2	2090	200
165	115	21.12	2130	210
165	120	22.04	2170	220

续表

身高（厘米）	体重（斤）	体重指数	建议摄入量（千卡）	建议运动量（千卡）
165	125	22.96	2220	230
165	130	23.88	2210	280
165	135	24.79	2200	330
165	140	25.71	2200	380
165	145	26.63	2190	430
165	150	27.55	2180	480
170	120	20.76	2210	230
170	125	21.63	2260	240
170	130	22.49	2300	260
170	135	23.36	2290	300
170	140	24.22	2290	350
170	145	25.09	2280	400
170	150	25.95	2320	410
170	155	26.82	2310	460
170	160	27.68	2310	510
170	165	28.55	2300	560
170	170	29.41	2340	570
175	120	19.59	2260	240
175	125	20.41	2300	260
175	130	21.22	2340	270
175	135	22.04	2380	280
175	140	22.86	2430	290
175	145	23.67	2420	340
175	150	24.49	2410	380
175	155	25.31	2410	430
175	160	26.12	2400	480

续表

身高（厘米）	体重（斤）	体重指数	建议摄入量（千卡）	建议运动量（千卡）
175	165	26.94	2440	490
175	170	27.76	2430	540
175	175	28.57	2430	590
180	140	21.6	2470	300
180	145	22.38	2510	310
180	150	23.15	2500	360
180	155	23.92	2550	370
180	160	24.69	2540	420
180	165	25.46	2530	460
180	170	26.23	2520	510
180	175	27.01	2520	560
180	180	27.78	2560	570

注：1 斤 = 500 克；1 千卡 = 4.184 千焦

附表 2 · 男性（45 ~ 54 岁）建议每天能量摄入量与体育锻炼运动量表

身高（厘米）	体重（斤）	体重指数	建议摄入量（千卡）	建议运动量（千卡）
160	110	21.48	2020	190
160	115	22.46	2060	200
160	120	23.44	2050	250
160	125	24.41	2050	300
160	130	25.39	2040	340
160	135	26.37	2030	390
160	140	27.34	2020	440
160	145	28.32	2010	490
160	150	29.3	2060	500

续表

身高（厘米）	体重（斤）	体重指数	建议摄入量（千卡）	建议运动量（千卡）
165	110	20.2	2060	200
165	115	21.12	2100	210
165	120	22.04	2140	220
165	125	22.96	2190	230
165	130	23.88	2180	280
165	135	24.79	2170	330
165	140	25.71	2160	380
165	145	26.63	2160	420
165	150	27.55	2150	470
170	120	20.76	2180	230
170	125	21.63	2230	240
170	130	22.49	2270	250
170	135	23.36	2260	300
170	140	24.22	2250	350
170	145	25.09	2250	400
170	150	25.95	2290	410
170	155	26.82	2280	450
170	160	27.68	2270	500
170	165	28.55	2260	550
170	170	29.41	2310	560
175	120	19.59	2220	240
175	125	20.41	2270	250
175	130	21.22	2310	260
175	135	22.04	2350	270
175	140	22.86	2390	280
175	145	23.67	2390	330

续表

身高（厘米）	体重（斤）	体重指数	建议摄入量（千卡）	建议运动量（千卡）
175	150	24.49	2380	380
175	155	25.31	2370	430
175	160	26.12	2360	480
175	165	26.94	2400	490
175	170	27.76	2400	530
175	175	28.57	2390	580
175	180	29.39	2430	590
180	140	21.6	2430	290
180	145	22.38	2480	300
180	150	23.15	2470	350
180	155	23.92	2510	360
180	160	24.69	2500	410
180	165	25.46	2500	460
180	170	26.23	2490	510
180	175	27.01	2480	550
180	180	27.78	2520	570

附表 3 · 男性（55 ~ 64 岁）建议每天能量摄入量与体育锻炼运动量表

身高（厘米）	体重（斤）	体重指数	建议摄入量（千卡）	建议运动量（千卡）
160	110	21.48	1970	180
160	115	22.46	2010	200
160	120	23.44	2000	240
160	125	24.41	1990	290
160	130	25.39	1980	340
160	135	26.37	1970	390

续表

身高（厘米）	体重（斤）	体重指数	建议摄入量（千卡）	建议运动量（千卡）
160	140	27.34	1970	430
160	145	28.32	1960	480
160	150	29.3	2000	490
165	110	20.2	2010	190
165	115	21.12	2050	200
165	120	22.04	2090	220
165	125	22.96	2130	230
165	130	23.88	2120	270
165	135	24.79	2110	320
165	140	25.71	2100	370
165	145	26.63	2100	420
165	150	27.55	2090	460
170	120	20.76	2130	230
170	125	21.63	2170	240
170	130	22.49	2210	250
170	135	23.36	2200	290
170	140	24.22	2190	340
170	145	25.09	2190	390
170	150	25.95	2230	400
170	155	26.82	2220	450
170	160	27.68	2210	500
170	165	28.55	2200	540
170	170	29.41	2240	550
175	120	19.59	2170	230
175	125	20.41	2210	250
175	130	21.22	2250	260

续表

身高（厘米）	体重（斤）	体重指数	建议摄入量（千卡）	建议运动量（千卡）
175	135	22.04	2290	270
175	140	22.86	2330	280
175	145	23.67	2320	320
175	150	24.49	2320	370
175	155	25.31	2310	420
175	160	26.12	2300	470
175	165	26.94	2340	480
175	170	27.76	2330	530
175	175	28.57	2320	570
175	180	29.39	2360	580
180	140	21.6	2370	290
180	145	22.38	2410	300
180	150	23.15	2400	340
180	155	23.92	2450	350
180	160	24.69	2440	400
180	165	25.46	2430	450
180	170	26.23	2420	500
180	175	27.01	2410	550
180	180	27.78	2450	560

附表 4 · 男性（65 岁及以上）建议每天能量摄入量与体育锻炼运动量表

身高（厘米）	体重（斤）	体重指数	建议摄入量（千卡）	建议运动量（千卡）
160	110	21.48	1910	180
160	115	22.46	1950	190

续表

身高（厘米）	体重（斤）	体重指数	建议摄入量（千卡）	建议运动量（千卡）
160	120	23.44	1940	240
160	125	24.41	1930	280
160	130	25.39	1920	330
160	135	26.37	1910	380
160	140	27.34	1900	430
160	145	28.32	1890	470
160	150	29.3	1930	480
165	110	20.2	1940	190
165	115	21.12	1980	200
165	120	22.04	2020	210
165	125	22.96	2060	220
165	130	23.88	2050	270
165	135	24.79	2040	310
165	140	25.71	2030	360
165	145	26.63	2020	410
165	150	27.55	2010	460
170	120	20.76	2060	220
170	125	21.63	2100	230
170	130	22.49	2140	240
170	135	23.36	2130	290
170	140	24.22	2120	330
170	145	25.09	2110	380
170	150	25.95	2150	390
170	155	26.82	2140	440

续表

身高（厘米）	体重（斤）	体重指数	建议摄入量（千卡）	建议运动量（千卡）
170	160	27.68	2130	490
170	165	28.55	2120	530
170	170	29.41	2160	540
175	120	19.59	2100	230
175	125	20.41	2140	240
175	130	21.22	2180	250
175	135	22.04	2220	260
175	140	22.86	2260	270
175	145	23.67	2250	310
175	150	24.49	2240	360
175	155	25.31	2230	410
175	160	26.12	2220	460
175	165	26.94	2260	470
175	170	27.76	2250	510
175	175	28.57	2240	560
175	180	29.39	2280	570
180	140	21.6	2300	280
180	145	22.38	2340	290
180	150	23.15	2330	330
180	155	23.92	2370	340
180	160	24.69	2360	390
180	165	25.46	2350	440
180	170	26.23	2340	490
180	175	27.01	2330	530

续表

身高（厘米）	体重（斤）	体重指数	建议摄入量（千卡）	建议运动量（千卡）
180	180	27.78	2370	540
180	185	28.55	2360	590

附表 5 · 女性（35 ~ 44 岁）建议每天能量摄入量与体育锻炼运动量表

身高（厘米）	体重（斤）	体重指数	建议摄入量（千卡）	建议运动量（千卡）
160	110	21.48	1970	180
160	115	22.46	2010	200
160	120	23.44	2000	240
160	125	24.41	1990	290
160	130	25.39	1980	340
160	135	26.37	1970	390
160	140	27.34	1970	430
160	145	28.32	1960	480
160	150	29.3	2000	490
165	110	20.2	2010	190
165	115	21.12	2050	200
165	120	22.04	2090	220
165	125	22.96	2130	230
165	130	23.88	2120	270
165	135	24.79	2110	320
165	140	25.71	2100	370
165	145	26.63	2100	420
165	150	27.55	2090	460
170	120	20.76	2130	230

续表

身高（厘米）	体重（斤）	体重指数	建议摄入量（千卡）	建议运动量（千卡）
170	125	21.63	2170	240
170	130	22.49	2210	250
170	135	23.36	2200	290
170	140	24.22	2190	340
170	145	25.09	2190	390
170	150	25.95	2230	400
170	155	26.82	2220	450
170	160	27.68	2210	500
170	165	28.55	2200	540
170	170	29.41	2240	550
175	120	19.59	2170	230
175	125	20.41	2210	250
175	130	21.22	2250	260
175	135	22.04	2290	270
175	140	22.86	2330	280
175	145	23.67	2320	320
175	150	24.49	2320	370
175	155	25.31	2310	420
175	160	26.12	2300	470
175	165	26.94	2340	480
175	170	27.76	2330	530
175	175	28.57	2320	570
175	180	29.39	2360	580
180	140	21.6	2370	290
180	145	22.38	2410	300

续表

身高（厘米）	体重（斤）	体重指数	建议摄入量（千卡）	建议运动量（千卡）
180	150	23.15	2400	340
180	155	23.92	2450	350
180	160	24.69	2440	400
180	165	25.46	2430	450
180	170	26.23	2420	500
180	175	27.01	2410	550
180	180	27.78	2450	560

附表 6 · 女性（45 ~ 54 岁）建议每天能量摄入量与体育锻炼运动量表

身高（厘米）	体重（斤）	体重指数	建议摄入量（千卡）	建议运动量（千卡）
160	110	21.48	1910	180
160	115	22.46	1950	190
160	120	23.44	1940	240
160	125	24.41	1930	280
160	130	25.39	1920	330
160	135	26.37	1910	380
160	140	27.34	1900	430
160	145	28.32	1890	470
160	150	29.3	1930	480
165	110	20.2	1950	190
165	115	21.12	1990	200
165	120	22.04	2030	210
165	125	22.96	2070	220
165	130	23.88	2060	270

续表

身高（厘米）	体重（斤）	体重指数	建议摄入量（千卡）	建议运动量（千卡）
165	135	24.79	2050	310
165	140	25.71	2040	360
165	145	26.63	2030	410
165	150	27.55	2020	460
170	120	20.76	2070	220
170	125	21.63	2110	230
170	130	22.49	2150	240
170	135	23.36	2140	290
170	140	24.22	2130	330
170	145	25.09	2120	380
170	150	25.95	2160	390
170	155	26.82	2150	440
170	160	27.68	2140	490
170	165	28.55	2130	530
170	170	29.41	2170	540
175	120	19.59	2110	230
175	125	20.41	2150	240
175	130	21.22	2190	250
175	135	22.04	2230	260
175	140	22.86	2270	270
175	145	23.67	2260	320
175	150	24.49	2250	360
175	155	25.31	2240	410
175	160	26.12	2230	460
175	165	26.94	2270	470

续表

身高（厘米）	体重（斤）	体重指数	建议摄入量（千卡）	建议运动量（千卡）
175	170	27.76	2260	520
175	175	28.57	2250	560
175	180	29.39	2290	570
180	140	21.6	2300	280
180	145	22.38	2340	290
180	150	23.15	2330	340
180	155	23.92	2370	350
180	160	24.69	2360	390
180	165	25.46	2350	440
180	170	26.23	2340	490
180	175	27.01	2330	540
180	180	27.78	2370	550
180	185	28.55	2360	590

附表 7 · 女性（55 ~ 64 岁）建议每天能量摄入量与体育锻炼运动量表

身高（厘米）	体重（斤）	体重指数	建议摄入量（千卡）	建议运动量（千卡）
160	110	21.48	1840	170
160	115	22.46	1880	180
160	120	23.44	1870	230
160	125	24.41	1860	280
160	130	25.39	1850	320
160	135	26.37	1840	370
160	140	27.34	1830	420

续表

身高（厘米）	体重（斤）	体重指数	建议摄入量（千卡）	建议运动量（千卡）
160	145	28.32	1810	470
160	150	29.3	1850	480
165	110	20.2	1880	180
165	115	21.12	1920	190
165	120	22.04	1960	200
165	125	22.96	2000	210
165	130	23.88	1990	260
165	135	24.79	1970	310
165	140	25.71	1960	350
165	145	26.63	1950	400
165	150	27.55	1940	450
170	120	20.76	1990	210
170	125	21.63	2030	220
170	130	22.49	2070	230
170	135	23.36	2060	280
170	140	24.22	2050	320
170	145	25.09	2040	370
170	150	25.95	2080	380
170	155	26.82	2070	430
170	160	27.68	2050	480
170	165	28.55	2040	520
170	170	29.41	2080	530
175	120	19.59	2030	220
175	125	20.41	2070	230

续表

身高（厘米）	体重（斤）	体重指数	建议摄入量（千卡）	建议运动量（千卡）
175	130	21.22	2110	240
175	135	22.04	2150	250
175	140	22.86	2190	260
175	145	23.67	2170	310
175	150	24.49	2160	350
175	155	25.31	2150	400
175	160	26.12	2140	450
175	165	26.94	2180	460
175	170	27.76	2170	500
175	175	28.57	2160	550
175	180	29.39	2200	560
180	140	21.6	2220	270
180	145	22.38	2260	280
180	150	23.15	2250	320
180	155	23.92	2290	330
180	160	24.69	2280	380
180	165	25.46	2270	430
180	170	26.23	2250	480
180	175	27.01	2240	520
180	180	27.78	2280	530
180	185	28.55	2270	580

附表 8 · 女性（65 岁及以上）建议每天能量摄入量与体育锻炼运动量表

身高（厘米）	体重（斤）	体重指数	建议摄入量（千卡）	建议运动量（千卡）
160	110	21.48	1790	170
160	115	22.46	1820	180
160	120	23.44	1810	220
160	125	24.41	1800	270
160	130	25.39	1790	320
160	135	26.37	1770	360
160	140	27.34	1760	410
160	145	28.32	1750	460
160	150	29.3	1790	470
165	110	20.2	1820	180
165	115	21.12	1860	190
165	120	22.04	1900	200
165	125	22.96	1940	200
165	130	23.88	1920	250
165	135	24.79	1910	300
165	140	25.71	1900	350
165	145	26.63	1890	390
165	150	27.55	1870	440
170	120	20.76	1930	200
170	125	21.63	1970	210
170	130	22.49	2010	220
170	135	23.36	2000	270
170	140	24.22	1980	320

续表

身高（厘米）	体重（斤）	体重指数	建议摄入量（千卡）	建议运动量（千卡）
170	145	25.09	1970	360
170	150	25.95	2010	370
170	155	26.82	2000	420
170	160	27.68	1980	470
170	165	28.55	1970	510
170	170	29.41	2010	520
175	120	19.59	1970	210
175	125	20.41	2010	220
175	130	21.22	2040	230
175	135	22.04	2080	240
175	140	22.86	2120	250
175	145	23.67	2110	300
175	150	24.49	2090	340
175	155	25.31	2080	390
175	160	26.12	2070	440
175	165	26.94	2110	450
175	170	27.76	2090	490
175	175	28.57	2080	540
175	180	29.39	2120	550
180	140	21.6	2150	260
180	145	22.38	2190	270
180	150	23.15	2180	320
180	155	23.92	2220	330
180	160	24.69	2200	370

续表

身高（厘米）	体重（斤）	体重指数	建议摄入量（千卡）	建议运动量（千卡）
180	165	25.46	2190	420
180	170	26.23	2180	470
180	175	27.01	2170	510
180	180	27.78	2200	520
180	185	28.55	2190	570

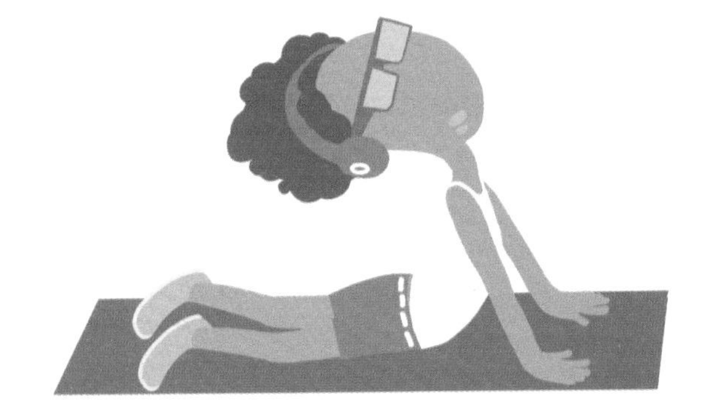

本书编写的指导原则

遵循客观规律 · 科学指导保健 · 提高健康水平

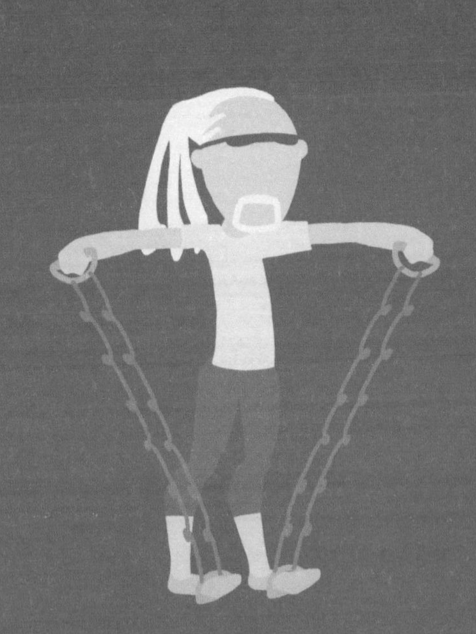